Espaces et Sociétés en Mutation
Revue du Département de Géographie

Numéro Spécial
Décembre 2021
ISSN : 0850-1254

Facteurs de risques environnementaux et socio-spatiaux dans la propagation de la COVID-19

Espaces et Sociétés en Mutation
Revue du Département de Géographie

Numéro Spécial
Décembre 2021
ISSN : 0850-1254

Facteurs de risques environnementaux et socio-spatiaux dans la propagation de la COVID-19

Sénégal
L'Harmattan

ISSN : 0850-1254

10 VDN, Sicap Amitié 3, Lotissement Cité Police, DAKAR

senharmattan@gmail.com
senlibrairie@gmail.com

ISBN : 978-2-343-25250-6
EAN : 9782343252506

SOMMAIRE

Présentation de la revue

La Revue Espaces et Sociétés en Mutation a été créée en 2015. Elle est éditée par le Département de Géographie de l'Université Cheikh Anta Diop de Dakar. Elle a pour vocation de participer à la diffusion des travaux de recherche en liens avec les questions de sociétés et de développement. Elle est ainsi consacrée à la publication d'articles dont l'objet relève des sciences humaines, sociales et environnementales, avec un intérêt particulier pour la temporalité et les dimensions socio-spatiales et/ou territoriales. La revue publie également les notes de lecture et les comptes rendus d'entretiens notamment ceux relatifs aux dynamiques spatiales, aux territorialités, aux frontières, réseaux et pôles, à l'épistémologie, etc. Elle souhaite ainsi contribuer à la compréhension des modèles théoriques et des outils conceptuels appliqués à toutes les échelles, du global au local. La revue privilégie la recherche en géographie, en français principalement, mais ce positionnement linguistique n'est pas exclusif. Espaces et Sociétés en Mutation peut également publier les articles en anglais. Au-delà du monde francophone, la revue, en publiant aussi en anglais, entend bien, de ce point de vue, toucher un public plus étendu.

Résumé

Ce numéro spécial inscrit les réflexions rassemblées dans un contexte de crise sanitaire qui, une fois enclenchée en Chine, s'est répandue dans le monde entier, révélant à la fois une inertie et d'énormes capacités de réaction traduites en réponses plurielles.

Ce corpus comporte ainsi des travaux de recherche originaux et théoriques, qui offrent une perspective d'analyse géographique des facteurs environnementaux et sociogéographiques à l'origine de la propagation de la COVID-19. Au-delà des approches géographiques, des contributions remarquables d'autres spécialités des sciences sociales ont été faites. Car la crise sanitaire a révélé beaucoup d'incertitudes et généré des impacts nécessitant un regard différencié de plusieurs domaines et à des échelles variées.

LIGNE EDITORIALE DE LA REVUE ESM

Espaces et Sociétés en Mutation est une revue annuelle pluridisciplinaire, éditée par le Département de Géographie de l'Université Cheikh Anta Diop de Dakar. Elle a pour vocation de participer à la diffusion des travaux de recherche en liens avec les questions de sociétés et de développement.

La revue Espaces et Sociétés en Mutation est ainsi consacrée à la publication d'articles dont l'objet relève des sciences humaines, sociales et environnementales, avec un intérêt particulier pour la temporalité et les dimensions socio-spatiales et/ou territoriales. La revue publie également les notes de lecture et les comptes rendus d'entretiens notamment ceux relatifs aux dynamiques spatiales, aux territorialités, aux frontières, réseaux et pôles, à l'épistémologie, etc. Elle souhaite ainsi contribuer à la compréhension des modèles théoriques et des outils conceptuels appliqués à toutes les échelles, du global au local.

La revue privilégie la recherche en géographie, en français principalement, mais ce positionnement linguistique n'est pas exclusif. Espaces et Sociétés en Mutation peut également publier les articles en anglais.

Les auteurs qui publient dans la revue Espaces et Sociétés en Mutation sont essentiellement des universitaires et/ou des chercheurs. La revue publie aussi bien des chercheurs connus et confirmés que de jeunes docteurs et doctorants. Son accès reste gratuit. La gratuité du contenu en fait un des éléments clés devant permettre son ouverture à un lectorat de pays à moindre niveau de vie. Au-delà du monde francophone, la revue, en publiant aussi en anglais, entend bien, de ce point de vue, toucher un public plus étendu.

Espaces et Sociétés en Mutation est publiée, à la fois, sous format papier et en ligne. Chaque article soumis est évalué par deux membres du Comité scientifique.

DIENG Cheikh Ahmadou	Département d'Anglais (UCAD)
DIOP Amadou	Département de Géographie (UCAD)
DIOP Boubacar	Département de Lettres Classiques (UCAD)
DIOP El Hadj Salif	Département de Géographie (UCAD)
DIOP Oumar	Section de Géographie (UGB)
DUBOIS Jean-Luc	Institut de Recherches pour le Développement (France)
FAYE Ousmane	Département de Biologie Animale (UCAD)
FAYE Serigne	Département de Géologie (UCAD)
GAYE Amadou Thierno	ESP, LPAO-SF (UCAD)
GAYE Cheikh Bécaye	Département de Géologie (FST-UCAD)
GUISSE Aliou	Département de Biologie Végétale (UCAD)
GOULA BI TIE Albert	UFR SGE, Université Nangui Abrogoua (Côte d'Ivoire)
HANDSCHUMACHER Pascal	Université de Strasbourg (France)
KANE Alioune	Département de Géographie (UCAD)
LY Ibrahima	Faculté des Sciences Juridiques et Politiques (UCAD)
MBENGUE Ramatoulaye Diagne	Département de Philosophie (UCAD)
MBAYE Ahmadou Aly	FASEG (UCAD)
MBOW Lat Soucabé	Département de Géographie (UCAD)
MIOSSEC Jean-Marie	UFR de Géographie, Université Paul-Valéry Montpellier (France)
MORIN Serge	Université Michel de Montaigne de Bordeaux (France)
NDAO Mor	Département d'Histoire (UCAD)
NDIAYE Aminata	Département de Géographie (UCAD)
NDIAYE Lamine	Département de Sociologie (UCAD)
NIANG Isabelle	Département de Géologie (UCAD)
OUEDRAOGO François Charles	Département de Géographie (Burkina Faso)
PECH Pierre	UFR de Géographie, Université de Paris Panthéon Sorbonne (France)
SALEM Gérard	Département de Géographie, UPO-Nanterre (France)
SALL Mamadou Moustapha	Département de Géographie (UCAD)
SANKARE Omar	Département de Lettres Classiques (UCAD)
SENE Ousmane	Département d'Anglais (UCAD)
SINSIN Brice	Université Abomey-Calavi (Bénin)
TABEAUD Martine	UFR de Géographie, Université Paris Panthéon Sorbonne (France)
VANDERLINDEN Jean Paul	CEARC, Université de Versailles Saint-Quentin (France)

EDITORIAL

Le troisième numéro de la Revue « **Espaces et Sociétés Mutation** » constitue une édition spécialement consacrée à l'occurrence de la pandémie de la COVID-19. Afin d'en cerner quelques contours, le Département de Géographie a choisi de se pencher surtout sur les facteurs de risques environnementaux et socio-spatiaux.

L'étude des risques en géographie se caractérise par la pluralité des approches, donc de nature variée, par leur manifestation spatiale différente, en rapport avec le niveau de vulnérabilité des territoires. La dimension humaine ainsi que les échelles individuelles et collectives de ces risques ont été fortement déterminantes dans les modes de propagation de la COVID-19 et les mesures de prévention.

Les deux premières décennies du troisième millénaire ont été fortement marquées par des catastrophes naturelles de toute nature (sècheresses, inondations, séismes, crues, ouragans…), une augmentation des accidents technologiques et la survenue de nouvelles maladies (Ebola, COVID-19…). Le changement climatique en a parfois amplifié les effets, par une menace supplémentaire sur la planète, malgré les mesures d'adaptation décidées dans l'urgence et à long terme.

Les nouvelles maladies survenues brutalement, telles que la COVID-19, ont affecté le monde entier, montrant par la même occasion les vulnérabilités multiformes et différenciées, entre les nations et les territoires.

Ce numéro spécial inscrit les réflexions rassemblées dans ce contexte de crise sanitaire qui, une fois enclenchée en Chine, s'est répandue dans le monde entier, révélant à la fois une inertie et d'énormes capacités de réaction traduites en réponses plurielles. Dans cette perspective, le premier résultat concerne la visualisation des vulnérabilités, à plusieurs niveaux et domaines, et l'ampleur des dégâts dans les différentes zones géographiques du monde.

Les mesures urgentes et contraignantes prises ont paralysé toutes les économies et perturbé les relations sociales. Au-delà d'une crise sanitaire, la pandémie a donc généré des prolongements économique, social et environnemental nécessitant la mise en place de stratégies nationales et continentales, analysées à travers les différentes spécialités de la Géographie et des autres Sciences sociales.

Face à la catastrophe, certains concepts ressurgissent dans les discours de tous les acteurs concernés : **Risques**, **Vulnérabilités**, **Adaptation, Résilience**… Il est sûr que répondre à chaud à des questions pleines d'incertitude, relatives à une pandémie en cours, présente un risque énorme ; il est cependant minimisé par la masse d'informations mobilisables dans le cadre d'une recherche exaltante pour différentes approches. Le tour de la question s'avère fécond par la diversité des sensibilités, des contributions et des spécialités.

Ce numéro spécial comporte des travaux de recherche originaux, et théoriques, qui offrent une perspective d'analyse géographique des facteurs environnementaux et sociogéographiques à l'origine de la propagation de la COVID-19. Les réflexions portent également sur les transformations socio-spatiales générées par la crise sanitaire, en termes de risques et d'adaptations.

Editorial signé par
Diatou Thiaw Niane
Aminata Niang Diène
Awa Niang Fall

1. LE TELETRAVAIL, UNE ALTERNATIVE À LA SUPPRESSION DES EMPLOIS DANS LE CONTEXTE DE LA PANDEMIE DU COVID-19

Ibrahima SYLLA, Mame Cheikh NGOM, Amadou NGAIDE
Département de Géographie, FLSH/UCAD

Résumé

Cet article aborde la question relative à l'usage du télétravail dans le contexte de la pandémie du COVID-19. Bien qu'il n'existe pas de définition consensuelle, ce concept « télétravail » est utilisé, ici, pour désigner un travail effectué hors du lieu habituel d'activité du salarié, connecté à celui-ci grâce aux technologies de l'information et de la télécommunication. En raison de l'importance grandissante qu'il suscite, ce mode de travail à distance est présenté depuis des décennies, par l'Organisation internationale du travail (OIT), comme un puissant levier de développement des entreprises, notamment celles évoluant en Afrique. Toutefois, une externalisation de certaines tâches professionnelles, par rapport à la distance physique, permet d'atténuer les difficultés de déplacement auxquelles sont confrontés les travailleurs africains. En s'interrogeant sur la géographie de la pandémie du COVID-19, l'article évoque les facteurs de son expansion spatiale et ses externalités, ainsi que le recours au télétravail comme une alternative crédible aux mouvements pendulaires. L'hypothèse est que la pandémie du COVID-19, en dehors des conséquences qu'elle engendre, offre des opportunités non négligeables dans le domaine du travail. C'est grâce aux technologies numériques que les liens professionnels ont été sauvegardés, notamment durant le confinement. D'autre part, des changements ont été opérés par rapport à l'approche genre. Par conséquent, le confinement et la limitation des déplacements ont permis une large extension du télétravail, qui pourrait perdurer et permettre, à terme, de relancer la productivité économique, qui semblait en phase d'épuisement depuis plusieurs décennies (Gilbert Cette, 2020/4).

Mots clés : géographie, pandémie, télétravail, COVID-19

Teleworking, an Alternative to Job Cuts in the Context of the COVID-19 Pandemic

Abstract

This article addresses the issue of the use of telework in the context of the COVID-19 pandemic. Although there is no consensual definition, this telework concept is used here to designate work performed outside the employee's usual place of activity, connected to it thanks to information and telecommunication technologies. Due to the growing importance it arouses, this remote way of working has been presented for decades by the International Labor Organization (ILO) as a powerful lever for the development of businesses, especially those operating in Africa. However, an outsourcing of certain professional tasks, compared to physical distance, helps alleviate the travel difficulties faced by African workers. By questioning the geography of the COVID-19 pandemic, the article discusses the factors of its spatial expansion and its externalities, including the use of teleworking as a reliable alternative to commuting. The hypothesis is that the COVID-19 pandemic, apart from the consequences it generates, offers significant opportunities in the field of work. It is thanks to digital technologies that professional links have been safeguarded, especially during confinement. On the other hand, changes have been made to the gender approach. Consequently, the confinement and limitation of travel have allowed a large extension of teleworking, which could last and allow, in the long term, to revive economic productivity, which seemed to be in a phase of exhaustion for several decades (Gilbert Cette, 2020/4).

Keywords: Geography, Pandemic, Teleworking, COVID-19

1. Introduction

Déclarée officiellement pandémie depuis le 11 mars 2020, la COVID-19 est tout simplement inédite. En un temps record, le nouveau coronavirus s'est en effet propagé dans plusieurs pays à travers le monde, touchant des centaines de milliers de personnes et engendrant un nombre impressionnant de cas de décès. Tandis que l'opinion publique mondiale perçoit une malédiction des temps modernes, d'autres, notamment au sein des milieux scientifiques, évoquent une « rupture » (Futuribles 2020/4, N° 437), en même temps que « La fin de la géographie de l'hypermobilité »[1]. Quoiqu'il en soit, une observation sereine de la situation causée par la COVID-19 laisse apparaître des opportunités à saisir (Gilbert Cette, 2020). Cela est d'autant plus perceptible que certains services ont pu bénéficier de cette crise. C'est le cas notamment des services dérivés des Technologies de l'Information et de la Communication qui ont enregistré une demande croissante qui s'explique au moins par deux raisons : une première raison liée à la nécessité pour les gens de s'amuser, de socialiser et de communiquer à distance pendant les périodes de confinement ; et une seconde raison afférente à la promotion du télétravail qui a permis aux employés de s'occuper à domicile sans avoir à se rendre sur leur lieu physique de travail. Ainsi, nous avons adopté une démarche classique qui se résume autour d'une large revue documentaire et du traitement des données statistiques.

[1] Gérard-François Dumont, dans *Les Analyses de Population & Avenir*, 2020/11, N° 29.

2. La démarche méthodologique

L'approche méthodologique adoptée dans le cadre de ce travail a consisté essentiellement à faire une revue détaillée de la littérature disponible sur la pandémie de la COVID-19. L'orientation privilégiée a tourné autour de la collecte des données statistiques qui ont permis de caractériser la diffusion spatio-temporelle de la maladie. Outre l'exploitation des matériaux statistiques, le travail de recherche a mis l'accent sur une lecture critique des documents (articles scientifiques, articles de presse, rapports) qui ont abordé le thème de la pandémie de la COVID-19. Le confinement, le couvre-feu et le ralentissement des activités dans le contexte de la gestion de la COVID-19 en plus des délais de production de cet article sont autant de facteurs qui expliquent l'absence du travail de terrain au Sénégal. Ce n'était pas évident de faire des enquêtes auprès des travailleurs, notamment sénégalais, qui se sont reconvertis en utilisant le télétravail comme une alternative aux contraintes engendrées par la pandémie. Néanmoins, les documents consultés ont servi de supports pour accéder à la fois à l'information et à la matière iconographique. Il était prévu de mener des enquêtes numériques mais l'absence de ressources et les difficultés d'accès à Internet ont constitué un véritable goulot d'étranglement. La présentation des résultats débute par la contextualisation de la pandémie à travers une entrée par la Géographie.

3. COVID-19 : géographie d'une maladie planétaire

3.1 Des origines controversées du virus

Le 31 décembre 2019, l'OMS a été alertée sur la présence, dans la ville de Wuhan en Chine, d'une pneumonie dont l'origine reste inconnue. En début janvier 2020, les autorités de ce pays ont identifié la cause comme étant une nouvelle souche du SRAS-CoV-2 [1]. Ce dernier fait partie de la famille des coronavirus qui apparaissent naturellement en se mutant dans la nature.

Parmi ces virus, les plus connus sont le SRAS [2] qui, en 2002, avait provoqué une forte épidémie de syndrome respiratoire aigu sévère. En 2012, le MERS [3] avait également causé une épidémie de syndrome respiratoire au Moyen-Orient. Il faut noter que la souche du coronavirus (COVID-19) qui a provoqué l'épidémie en Chine est nouvelle et que son origine exacte reste toujours non identifiée.

Nonobstant, en s'appuyant sur des analyses scientifiques, il semble que les différentes souches du coronavirus présentes depuis longtemps dans la nature et qui affectent l'être humain sont d'origine animale. Par conséquent, si les civettes des palmiers ont été identifiées comme étant porteuses du SRAS en 2002, les scientifiques estiment aujourd'hui que les chauves-souris et les pangolins malais sont probablement la source animale transmetteuse du virus responsable de la COVID-19. Cette hypothèse a été largement retenue par des sites à orientation scientifique, en l'occurrence FUTURA SANTÉ [4].

L'autre hypothèse en vigueur concernant l'origine de la COVID-19 implique que les souches de coronavirus, portées par ces espèces animalières, auraient subi différentes mutations au sein du laboratoire de Wuhan. Ces mutations auraient augmenté de virulence avec le temps, donnant naissance au nouveau virus COVID-19. D'après cette croyance, une fuite accidentelle aurait malheureusement causé la transmission de ce virus à l'homme, tel que l'affirme Richard H. Ebright [5], Professeur de biochimie à l'Université Rutgers et Directeur du laboratoire de l'Institut Waksman de microbiologie.

Enfin, une ultime hypothèse, basée sur la propagande du complot, estime que ce virus a été muté artificiellement puis libéré d'un laboratoire de Wuhan dans le cadre de la recherche d'un vaccin contre le VIH. Cette conclusion a été souvent évoquée par des médias américains et soutenue par le Professeur Luc Montagnier [6]. Interrogé par CNews, ce dernier déclarait ceci : *« Nous en sommes arrivés à la conclusion qu'il y a eu une manipulation sur ce virus. Une partie, je ne dis pas le total. Il y a un modèle qui est le virus classique, venant surtout de la chauve-souris, mais auquel on a ajouté par-dessus des séquences du VIH. Ce n'est pas naturel, c'est un travail de professionnel, de biologiste moléculaire, d'horloger des séquences. Dans quel but ? Je ne sais pas. Une de mes hypothèses est qu'ils ont voulu faire un vaccin contre le SIDA. L'accident serait intervenu dans le laboratoire de haute sécurité de la ville de Wuhan ».*

3.2 Une propagation massive et incontrôlable à l'échelle mondiale

En termes de diffusion spatiale, la maladie du COVID-19 a battu presque tous les records. En effet, le virus s'est propagé de façon très rapide, d'abord dans les provinces de Wuhan et de Hubei, puis dans le reste de la Chine. En fin janvier 2020, la Chine enregistrait déjà près de

10 000 cas confirmés de la COVID-19. Et la fin du mois de février, les chiffres déclarés ont atteint près de 80 000.

Incontrôlable, le virus s'est par la suite propagé en dehors de la Chine. En effet, le premier cas a été confirmé le 13 janvier en Thaïlande. Peu de temps après, de nouveaux cas ont été signalés en Corée et à Taiwan. Dans le continent américain, le coronavirus est arrivé avec un premier cas aux États-Unis le 15 janvier 2020. En Europe, le coronavirus est passé par la France, dont les deux premiers cas ont été confirmés le 22 janvier. En Italie, pays le plus touché en termes de décès, le premier cas a été détecté le 31 janvier. Plus d'un mois après que le COVID-19 ait atteint l'Europe et les États-Unis, un premier cas a été relevé au Brésil le 26 février. Depuis, le virus a continué à se propager à grande vitesse dans la majorité des pays du monde entier. Ainsi, au moment où l'OMS déclarait officiellement l'épidémie de COVID-19 comme une pandémie mondiale (le 21 mars 2020), plus de 121 000 cas ont été rapportés. De mars à octobre 2020, plus de 37 800 997 cas ont été recensés à travers le monde, dont 1 080 673 de décès.

Pour le continent africain, le premier cas est apparu en Égypte durant le mois de février 2020. Même si le continent a été moins impacté, comparativement au reste du monde, cela n'empêche que presque tous ses pays ont été finalement touchés. En fin septembre 2020, l'Afrique enregistrait plus de 1 481 225 cas de contamination, dont 1 224 397 déclarés guéris. Quant au nombre de décès, il s'élevait à 36 143. L'Afrique du Sud a été le pays le plus touché par la maladie, avec environ 44 % des cas confirmés[2]. [8]

3.3 De l'arrêt total d'un monde globalisé à l'émergence des moyens de riposte

La propagation rapide du coronavirus dans le monde entier, avec son lot quotidien de milliers de nouveaux cas de contamination et de décès, a engendré une panique généralisée. Des villes et des pays entiers ont été fermés [10]. En même temps, des vols internationaux et locaux, des événements religieux et des festivals ont été annulés [11]. Pourtant, en dépit de l'ampleur de cette crise sanitaire mondiale, certains pays ont

[2] Plus d'infos via ce lien https://www.coronavirus-statistiques.com/stats-continent/coronavirus-nombre-de-cas-afrique/

réussi à contenir la propagation brutale du virus grâce à la mise en place de mesures drastiques.

De manière générale, une action rapide pour détecter et isoler les nouveaux cas a très vite été considérée comme un facteur décisif pour contenir la propagation et éviter la saturation des hôpitaux qui étaient déjà à bout de souffle même dans les pays les plus nantis [15]. L'OMS a aussi insisté sur le fait qu'en plus de la distanciation sociale, le lavage régulier des mains et l'hygiène sont essentiels pour éviter la transmission du virus [16]. Certaines autorités ont même installé des stations de gel antibactérien dans les espaces publics, en plus du port de masque et de la désinfection régulière des rues et des lieux publics. A ce titre d'ailleurs, il convient de signaler que le port du masque a créé une forte polémique dès le début de l'épidémie. En effet, le maintien des gestes barrières et du port du masque dans les lieux publics a engendré de fortes rumeurs et des contestations alimentées surtout par les réseaux sociaux [17]. Quant aux soignants, ils ont souvent réclamé « le masque obligatoire » dans les lieux publics clos, afin d'éviter d'autres vagues du COVID-19 [18]. Le Docteur Richard Handschuh, membre du syndicat de médecins généralistes de France, a annoncé sur RTL qu'il faut que le port du masque "*soit systématique*" et "*que les gens prennent l'habitude*" [19].

3.4 Des impacts évidents sur l'économie mondiale

La pandémie du COVID-19 constitue aussi sans aucun doute l'une des plus graves crises économiques que le monde ait connues. Avec la diminution de la capacité de production et l'effondrement des marchés internationaux, l'économie a été durement touchée. A titre d'illustration, l'Organisation de coopération et de développement économique (OCDE) a déclaré, en juin 2020, que la crise sanitaire a provoqué *« la récession économique la plus grave jamais observée depuis près d'un siècle »* [20]. Les marchés financiers mondiaux ont connu de fortes baisses et la volatilité est à des niveaux similaires, voire supérieurs à ceux de la crise financière de 2008.

Figue 1 : Estimation de l'évolution de la croissance du PIB mondial et par région
(% de variation par année)

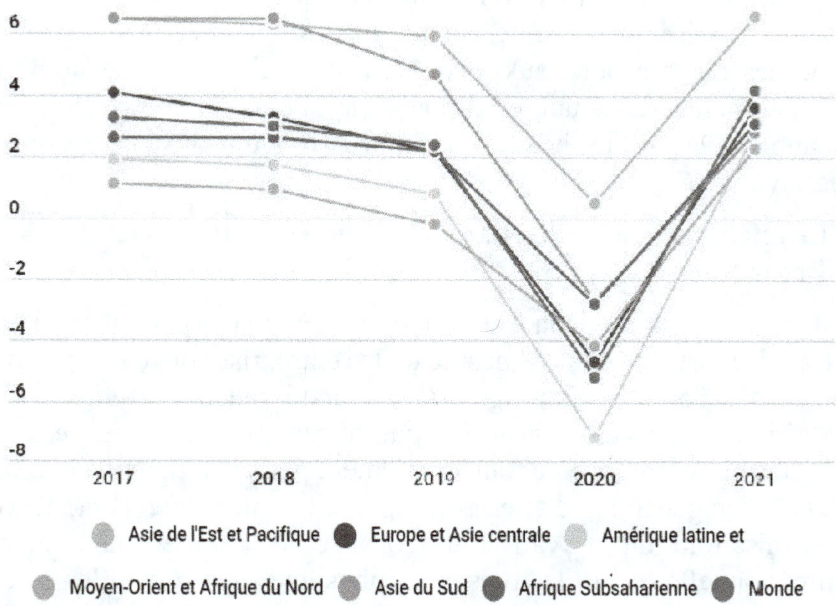

Source : rfi.fr [20]

Concrètement, c'est l'économie réelle qui a été touchée, notamment les PME et les travailleurs. Cette crise économique ne concerne pas seulement les pays à faible revenu et à revenu intermédiaire, mais elle affecte en même temps les puissances mondiales. Presque partout, les marchés financiers se sont effondrés, entrainant une crise du crédit en particulier dans le secteur du commerce de détail et du tourisme [22]. D'après le baromètre OMT du tourisme mondial, on relève une baisse de 98 % des effectifs de touristes internationaux durant la période du confinement, comparé aux chiffres de l'année 2019 [23].

Les travailleurs indépendants n'ont guère été épargnés. Plusieurs ont subi des ajustements temporaires d'emploi et se sont trouvés en situation de chômage. D'ailleurs, le taux de chômage dans différents pays a atteint des seuils historiques durant l'année 2020. En France par exemple, ce taux est passé d'environ 7 % durant le premier trimestre 2020 à une prévision de 12 % d'ici la fin de la même année. Aux Etats-Unis, des estimations ont révélé que le taux est passé de 3 % à presque 17 % entre le premier et le deuxième trimestre [20]. Qui plus est, le fait que le virus soit apparu au centre manufacturier du monde, à savoir la Chine, a impacté toute la production mondiale. Par conséquent, sa propagation rapide dans d'autres géants industriels comme les Etats-Unis a véritablement paralysé l'économie mondiale. L'effondrement des marchés financiers a conduit beaucoup d'organismes à une crise profonde voire une faillite, notamment en raison des restrictions imposées au transport, aux voyages et à la fermeture de nombreux établissements de détail et d'hôtellerie. Pour rester productives et échapper à la faillite, beaucoup d'entreprises ont dû faire recours au télétravail.

4. Le télétravail, une alternative spontanée pour sauver l'économie

La crise sanitaire de la COVID-19 a suscité un regain d'intérêt pour le travail à distance dans la mesure où les entreprises ont été confrontées à une série d'options contraignantes : poursuivre leurs activités comme si de rien n'était, mais avec le risque d'une maladie grave, cesser les activités de l'entreprise ou tout simplement passer au travail à domicile. De manière générale, le télétravail apparait comme une forme flexible d'organisation du travail qui consiste à exercer une activité professionnelle sans la présence physique des travailleurs dans l'entreprise pendant une partie importante de ses horaires réguliers. Cette forme d'activité professionnelle implique l'utilisation fréquente des technologies de l'information, ainsi que de certains moyens de télécommunication qui garantissent le contact entre le télétravailleur et l'entreprise. Sachant que les salariés qualifiés préfèrent plus le télétravail, des études ont montré que 69 % des cadres dans les entreprises ont exprimé cette attente [24]. Ils sont suivis par 53 % des professions intermédiaires et 49 % des employés. Quant aux ouvriers, vu que le télétravail est rarement compatible avec leur métier, ils paraissent moins intéressés. Très logiquement, la possibilité du télétravail est généralement relative au niveau de diplôme. Par conséquent, si 47 % des salariés ayant le baccalauréat aiment le télétravail, 74 % des diplômés d'écoles d'ingénieur ou de commerce optent pour le travail à domicile [24].

Le télétravail peut être exercé dans un centre de télétravail, qui est un bureau de ressources partagées disposant des installations de télécommunications et du matériel informatique nécessaire pour mener des activités professionnelles. Il fonctionne comme un bureau offrant des services et des locations temporaires aux utilisateurs.

Le développement de ce type de centre se justifie pour les entreprises privées, dont les travailleurs passent plus d'une heure de trajet par jour. Pour les établissements publics, le financement de ce type de centre s'explique principalement par des enjeux de formation, d'éducation et de création d'emplois. D'autres télétravailleurs utilisent les réseaux de téléphonie tout en étant mobiles. Ce type de télétravail augmente au fur et à mesure que les progrès technologiques sont disponibles à des prix plus abordables.

4.1 La technologie de l'information au service du travail à distance

L'épidémie de la COVID-19 a joué un rôle important dans l'évolution des tendances technologiques. Plusieurs domaines, tels que l'achat en ligne, l'apprentissage à distance, la télésanté et surtout le télétravail, ont vu apparaitre de multiples services numériques à distance dont le but est de maintenir la société fonctionnelle. Si le travail à domicile a été donc l'alternative incontournable pour empêcher la propagation du virus, il a aussi servi de catalyseur à de nouvelles technologies dans ce domaine. C'est le cas notamment des VPN, des protocoles de VoIP et de la technologie Cloud [25].

De tous ces outils fondamentaux, le Cloud est probablement l'un des plus utilisés par les entreprises [26]. Pour cause, il offre la possibilité de stocker directement des données de l'ordinateur sur Internet. En retour, il permet aux employés d'accéder aux informations à partir de n'importe où dans le monde et de n'importe quel terminal sans achat de licence supplémentaire pour les entreprises. La technologie a également donné naissance à des applications avec lesquelles une personne peut être virtuellement présente dans n'importe quel endroit.

4.2 Le télétravail, un moyen de productivité innovant

La pandémie de la COVID-19 a occasionné de grosses difficultés en imposant une longue période de quarantaine à une partie considérable de la population mondiale. L'impact économique de cette de la pandémie est donc évident. Pour s'adapter à cette situation inattendue, certaines entreprises ont dû mettre en place des stratégies visant à limiter les déplacements et éviter la propagation du virus. Par conséquent, le travail à domicile a été l'un des faits les plus remarquables de cette crise sanitaire mondiale. Il est évident qu'après le confinement, le télétravail apporte une série de nouvelles habitudes de travail dans le monde. Il devient de plus en plus fréquent, y compris dans des pays en voie de développement comme le Sénégal, de se connecter à Internet pour effectuer les tâches qui, jadis, se faisaient au bureau. Alors, le travail est un outil fondamental pour maintenir les niveaux de productivité et éviter la faillite dans les secteurs des services.

Au Sénégal et dans les pays africains en général, la crise de la COVID-19 a aussi révélé l'impérieuse nécessité pour les entreprises d'intégrer davantage la dimension du numérique dans leur fonctionnement, ceci pour s'affranchir des barrières physiques comme l'obligation de présence sur les lieux de travail durant la pandémie. Même si elles ne bénéficient presque d'aucune aide étatique durant la pandémie du COVID-19, les PME sont aussi contraintes d'appliquer les mesures sanitaires « barrières » tout en assurant leur survie économique[3]. Le télétravail est donc apparu comme une alternative tangible, en attendant de pouvoir bénéficier de la digitalisation progressive entamée en Afrique depuis plusieurs années[4]. Ainsi, qu'il s'agisse des médias, des banques, du commerce en ligne, les acteurs évoluant dans ces secteurs ont dû miser sur le télétravail pour continuer leurs activités et assurer la productivité (Gainde2000, 2020).

5. Analyse des enjeux du télétravail

Alors que la pandémie continue d'évoluer à l'échelle mondiale, beaucoup se préparent déjà à l'autre facette de cette situation : un avenir où la propagation de la COVID-19 cessera et où la vie se réajustera lentement. Comment l'énorme changement de comportement sur le lieu de travail que nous observons actuellement se répercutera-t-il sur notre façon de travailler à l'avenir ? Que pouvons-nous attendre du travail à distance à l'avenir ? Comment des organisations entières seront-elles transformées à partir de cette période ? Examinons trois prédictions communes.

5.1 Le travail à distance est là pour rester

Beaucoup pensent que cette évolution vers le travail à domicile sera un changement plus permanent que temporaire. En fait, une enquête menée par la société de recherche mondiale Gartner auprès de 317

---

[3] https://theconversation.com/COVID-19-premiers-enseignements-de-teletravail-dans-les-pme-gabonaises-congolaises-et-camerounaises-138273

[4] Lire à ce propos l'étude portant sur « Baromètre de la maturité digitale des organisations africaines ». En ligne : https://www2.deloitte.com/fr/fr/pages/deloitte-afrique-francophone/articles/barometre-maturite-digitale-organisations-africaines.html

directeurs financiers et dirigeants d'entreprises a révélé que 74 % d'entre eux prévoient de déplacer leur personnel précédemment sur place vers des postes à distance permanents après la COVID-19. Parmi ce groupe, le principal facteur à l'origine de ce changement permanent était les avantages en termes d'économie de coûts du travail à domicile - un facteur sur lequel ils ont pu se faire une idée précise au cours de l'épidémie actuelle. Cela provient de la réduction des dépenses technologiques sur place, ainsi que de la réduction des coûts immobiliers. Le travail à domicile, s'il contribue à réduire les dépenses de l'entreprise, augmenterait les dépenses du salarié dans une moindre mesure. Sa formule d'abonnement à internet va s'ajuster, son espace de vie sera réaménagé, ainsi que son abonnement à l'électricité. L'entreprise est-elle disposée à compenser toutes ces charges additionnelles ? Comment concilier vie privée et professionnelle ? L'environnement familial offre-t-il des conditions favorables au télétravail, surtout dans certains quartiers bruyants ?

Dans le même temps, les employés en tirent également des avantages financiers : une étude réalisée par la plateforme de recrutement en ligne FlexJobs a révélé que les employés à distance économisent jusqu'à 4 000 dollars par an en frais de déplacement, de repas au bureau et autres dépenses diverses. Ces gains financiers, associés à un minimum de perturbations ou d'effets sur les niveaux de productivité et le bien-être du personnel, ne laissent guère de raisons à de nombreuses entreprises de revenir à des modes de travail traditionnels, même après la fin de la pandémie.

5.2 La technologie continuera à jouer un rôle important

Comme nous l'avons déjà mentionné, les organisations s'appuient plus que jamais sur la technologie pour permettre au travail de se dérouler sans heurts avec des employés dispersés. Il existe une demande croissante de solutions de lieu de travail virtuel qui aident les équipes à continuer à collaborer, à communiquer et à fonctionner comme d'habitude. Alors que les équipes déplacent leurs réunions vers des conférences téléphoniques, leur espace de travail vers un conseil de gestion de projet et leurs processus vers des flux de travail numériques, beaucoup voient l'énorme avantage en termes d'efficacité, de commodité et de transparence qui découle de la mise en ligne du travail.

De même, les activités sociales sur le lieu de travail et les conversations sur les fontaines à eau trouvent leur version en ligne grâce aux discussions de groupe menées par les employés et aux happy hours virtuels. L'espace de travail numérique étant capable de reproduire véritablement tous les éléments du travail en commun dans un bureau, il est probable que de plus en plus d'entreprises s'y tiendront comme solution et méthode de travail en commun à long terme dans le cadre de leur "nouvelle normalité".

5.3 Renforcement des politiques de travail à domicile

De l'autre côté de la médaille, il y a aussi un grand nombre d'employés qui ne préfèrent pas travailler à domicile, que ce soit en raison des diverses distractions chez eux ou de leur préférence pour se rendre dans un lieu de travail physique. Un article du New York Times sur le sujet suggère que de nombreuses entreprises auront recours à une approche hybride, en disant « Il pourrait y avoir des équipes A et des équipes B travaillant [à distance] des jours différents ». Les entreprises devraient alors mettre en place des politiques de travail à distance appropriées afin de garantir une forte culture du travail et des opérations efficaces lorsqu'elles travaillent avec des équipes distribuées. Une fois que la COVID-19 sera derrière nous, les entreprises devraient appliquer ce qu'elles ont vécu et appris au cours de ce processus pour améliorer continuellement leurs politiques de travail à distance sur le long terme. Pour obtenir des conseils sur la manière de mettre en place des politiques de travail à domicile, consultez les conseils de Katie Wan, vice-présidente et chef du personnel d'Eko.

6. Conclusion

Il est évident que la vie avant et après le coronavirus ne sera pas la même. L'une des grandes leçons que cette expérience nous laissera est que de nombreuses personnes peuvent travailler à distance sans problème avec la technologie existante. En outre, travailler à domicile au milieu de la crise mondiale de la COVID-19, marquera sans aucun doute ce que sera le télétravail dans l'avenir, surtout avec la peur d'autres vagues. Et si cette expérience globale est mise en œuvre efficacement, elle montrera pourquoi le télétravail peut être un outil très précieux pour l'entreprise et le travailleur. Or, il reste à vérifier la réglementation du télétravail dans certains pays du monde pour garantir les droits des travailleurs.

La crise de COVID-19 a nécessité une augmentation du travail à distance, mais de nombreux défis à son adoption plus large demeurent. Cette réflexion utilise des données d'enquête provenant de milliers de petites entreprises représentant un large éventail de secteurs, de tailles d'entreprises et de régions à travers les États-Unis pour comprendre comment les entreprises s'adaptent à la crise. Elle constate que la transition vers le travail à distance est inégale, les entreprises des secteurs où les revenus sont plus élevés et les employés mieux formés étant plus susceptibles de passer au travail à distance. Les effets sur la productivité sont également inégaux, de nombreuses entreprises devenant moins productives à la suite de la transition.

Références bibliographiques

Ouvrages et articles

1. CETTE Gilbert, 2020, Télétravail et croissance économique : une opportunité à saisir, *Futuribles*, 2020/4 (N° 437), p. 77-82. DOI : 10.3917/futur.437.0077. URL :
2. DUMONT Gérard-François, 2020, COVID-19 : la fin de la géographie de l'hypermobilité ? , *Les Analyses de Population & Avenir*, 2020/11 (N° 29), p. 1-13. DOI : 10.3917/lap.029.0001. URL
3. JOUVENEL Hugues, 2020, COVID-19 : une rupture ?, *Futuribles*, 2020/4 (N° 437), p. 3-4. DOI : 10.3917/futur.437.0003.
4. BANK Alex, CULLEN Zoe, GLAESER Edward, LUCA Michael, STANTON Christopher, 2020, *How the COVID-19 crisis is reshaping remote working*, VoxEU, en ligne :

<u>Webographie :</u>

[1] https://www.frm.org/recherches-maladies-infectieuses/virus-emergents/tout-savoir-sur-le-coronavirus-COVID-19

[2] https://www.pasteur.fr/fr/centre-medical/fiches-maladies/sras

[3] https://www.pasteur.fr/fr/centre-medical/fiches-maladies/mers-cov

[4] https://www.futura-sciences.com/sante/actualites/coronavirus-sars-cov-2-serait-melange-coronavirus-pangolin-chauve-souris-79290/

[5] https://chalontv.info/la-fuite-accidentelle-du-coronavirus-depuis-un-labo-de-wuhan-probable-selon-un-chercheur/

[7] https://coronavirus.politologue.com/coronavirus-chine.CN

[6] https://www.lexpress.fr/actualite/societe/sante/prix-nobel-mais-conspue-par-les-scientifiques-qui-est-le-professeur-luc-montagnier_2123997.html

[8] https://www.jeuneafrique.com/910230/societe/coronavirus-en-afrique-une-carte-pour- suivre-au-jour-le-jour-lavancee-de-lepidemie/

[9] https://www.ledevoir.com/documents/special/20-03_covid19-carte-dynamique/index.html

[10] https://www.lemonde.fr/planete/article/2020/03/17/l-europe-ferme-ses-frontieres-les-etats-unis-commencent-a-se-confiner_6033336_3244.html

[11] https://journalmetro.com/actualites/national/2428549/coronavirus-voici-les-evenements-annules-jusqua-present/

[12] https://www.pourlascience.fr/sr/COVID-19/face-a-la-penurie-de-tests-une-solution-le-depistage-par-groupe-19449.php

[13] https://www.la-croix.com/France/Covid-Marseille-100-000-tests-ete-realises-2020-04-26-1201091238

[14] https://fr.wikipedia.org/wiki/Confinement_de_2020_en_France

[15] https://www.lemonde.fr/planete/article/2020/07/05/COVID-19-dans-le-monde-la-grece-ferme-ses-frontieres-aux-ressortissants-de-la-serbie-qui-connait-une-flambee-de-cas_6045263_3244.html

[16] https://www.who.int/fr/emergencies/diseases/novel-coronavirus-2019/advice-for-public

[17] https://www.lemonde.fr/les-decodeurs/article/2020/07/17/trois-idees-fausses-sur-les-masques-et-la-lutte-contre-la-pandemie-de-COVID-19_6046546_4355770.html

[18] https://www.leparisien.fr/societe/sante/dans-une-tribune-des-medecins-reclament-le-masque-obligatoire-dans-les-lieux-publics-clos-11-07-2020-8351421.php

[19] https://www.rtl.fr/actu/bien-etre/coronavirus-le-port-du-masque-doit-etre-systematique-dit-un-medecin-7800673617

[20] https://www.rfi.fr/fr/%C3%A9conomie/20200613-impact-COVID-19-%C3%A9conomie-mondiale-infographie

[21]https://donnees.banquemondiale.org/indicator/NY.GDP.MKTP.KD.ZG?end=2018&name_desc=false&start=2000

[22] https://www.veilleinfotourisme.fr/international/dossier-d-actualite-l-impact-du-coronavirus-sur-le-tourisme-dans-le-monde

[23] https://www.unwto.org/fr/news/limpact-de-la-COVID-19-sur-le-tourisme-mondial-apparait-dans-toute-son-ampleur-alors-que-lomt-chiffre-le-cout-du-blocage

[24] https://www.myrhline.com/actualite-rh/etude-sur-le-teletravail-pour-qui-ou-quel-secteur.html

[25] https://fr.weforum.org/agenda/2020/05/10-tendances-technologiques-a-surveiller-pendant-la-pandemie-de-COVID-19/

[26] https://www.astuces-aide-informatique.info/6840/cloud-definition

[27] https://www.microsoft.com/fr-fr/microsoft-365/microsoft-teams/group-chat-software

[28] https://blogs.microsoft.fr/education/microsoft-forms-un-nouvel-outil-pour-quiz-sondages-et-evaluations-dans-office-365-education/

[29] https://outilscollaboratifs.com/2016/06/planner-la-gestion-de-projets-en-mode-collaboratif-par-microsoft/

[30] https://www.office.com/

[31] https://docs.microsoft.com/fr-fr/learn/powerplatform/

[32] https://powerbi.microsoft.com/fr-fr/

[33] https://flow.microsoft.com/fr-fr/

[34] https://powerapps.microsoft.com/fr-fr/

[35] https://www.lefigaro.fr/secteur/high-tech/microsoft-depasse-les-attentes-grace-au-teletravail-20200430

[36] https://www.francetvinfo.fr/economie/emploi/carriere/vie-professionnelle/sante-au-travail/l-essor-du-teletravail-a-l-epreuve-du-COVID-19_3854713.html

[37] https://www.e-works.fr/blog/etude-teletravail-confinement-COVID-19-francais-regrettent-bureau/

[38] https://reporterre.net/Avec-le-confinement-la-pollution-de-l-air-baisse-en-

Europe#:~:text=Plusieurs%20cartes%20qu'elle%20a,restent%20inf%C3%A9rieures%20%C3%A0%20la%20moyenne.

[39] https://www.dw.com/fr/le-t%C3%A9l%C3%A9travail-peu-r%C3%A9pandu-en-afrique/a-53025957

[40] https://fr.statista.com/infographie/20749/part-de-la-population-active-qui-travaille-a-domicile-en-europe/

[41] https://www.ilo.org/global/publications/books/WCMS_723395/lang--en/index.htm

[42] https://www.codeur.com/blog/tendances-teletravail/

[43] https://www.larepublica.net/noticia/brasil-lidera-teletrabajo-en-america-latina

[44] http://courriercadres.com/management/conduite-du-changement/lapres-COVID-19-le-choix-du-teletravail-sera-desormais-totalement-libre-22052020

2. L'APPARITION BRUTALE DU CORONAVIRUS DANS LE MONDE LE 17 NOVEMBRE 2019 : UN VERITABLE TEST DES CAPACITES DES ETATS D'AFRIQUE DE L'OUEST A GERER LES TERRITOIRES, CAS DU SENEGAL

Victor MENDY, Boubacar Demba BA

(1) Laboratoire de Géomatique et d'Environnement, Université Assane Seck, BP : 523, Ziguinchor, Sénégal, tel : 77 165 46 13, victormendy97@yahho.fr
(2) Laboratoire de Géomatique et d'Environnement, Université Assane Seck, BP : 523, Ziguinchor, Sénégal, tel : 77 780 96 72, badembaba@gmail.com

Résumé

L'Afrique de l'Ouest, déjà en proie à de multiples revendications liées d'une part à la question de la légitimité de certains gouvernements en place comme ce fut le cas lors des dernières présidentielles en 2020 en République de Guinée et en Côte-d'Ivoire et des contestations liées à la gestion des ressources extractives et minières nationales d'autre part, est confrontée à un grand déficit quant à la prise en charge des personnes malades. Dans certains pays comme le Sénégal, les Centres hospitaliers régionaux souffrent d'un manque criard de matériels à l'instar de celui de Ziguinchor qui constamment enregistre des pannes de matériels et l'insuffisance du personnel qualifié pour la prise en charge de certaines maladies. La propagation de la COVID-19 s'est faite au Sénégal dans un contexte de faiblesse du plateau médical pour faire face à des pandémies comme le coronavirus. Le pays compte seulement 35 hôpitaux, dont 11 de niveau 1, 15 de niveau 2 (dont 2 non fonctionnels) et 7 de niveau 3 pour 13 millions d'habitants. Ainsi, à partir d'observations et d'analyses de différents évènements survenus (apparition de la maladie, propagation de la maladie, prises de mesure, réaction des populations), l'objectif de cet article est d'analyser l'évolution de la maladie qui a conduit à la prise de mesures par les autorités sanitaires et l'Etat et les impacts de ces mesures prises sur le vécu des populations. Les résultats obtenus indiquent une évolution croissante du nombre de cas contaminés pendant près de sept mois et des mesures fortes prises juste après l'apparition de la maladie. Ils ont aussi mis en exergue la perception populaire du virus qui découle sur l'adoption de comportements qui défient toutes les mesures prises par les autorités.

Mots clés : Coronavirus, test des capacités, Afrique de l'Ouest, territoires, Sénégal

The Coronavirus Outbreak in the World on November 17, 2019: A True Test of the Ability of West African States to Manage Territories, Case of Senegal

Abstract

West Africa, already plagued by multiple demands related on the one hand to the question of the legitimacy of certain governments in place, as is the case in the last presidential elections in 2020 in Guinea Conakry and Ivory Coast and challenges related to the management of national extractive and mining resources on the other hand, faces a large deficit in the care of sick people. In some countries, such as Senegal, regional hospitals suffer from an obvious lack of equipment, so is the case in Ziguinchor, which constantly experiments equipment failures and the lack of qualified personnel for the management of some diseases. The spread of COVID-19 took place in Senegal in a context of inadequate medical equipment to deal with pandemics such as coronavirus. The country has only 35 hospitals, including 11 Level 1, 15 Level 2 (including 2 non-functional) and 7 Level 3 for 13 million inhabitants. Thus, based on observations and analyses of various events that have occurred (the appearance of the disease, the spread of the disease, measurements, population reaction), the objective of this article is to analyze the evolution of the disease that led to the measures taken by the health authorities and the State and the impacts of these measures on the real-life experiences of the populations. The results indicate a growing change in the number of infected cases for nearly seven months and strong measures taken immediately after the onset of the disease. They also highlighted the popular perception of the virus that results from the adoption of behaviours that defy all the measures taken by the authorities.

Keywords: Coronavirus, Ability testing, West African states, Territories, Senegal

1. Introduction

Si le Moyen Age est marqué par l'apparition de dangereuses maladies comme la peste, le vingt et unième siècle est marqué par l'apparition de nouveaux virus. Ces nouveaux virus provoquent des maladies très mortelles comme la grippe aviaire apparue en 1997 à Hong Kong et s'est propagée dans le monde au cours de la décennie 2000. Ebola est apparue en 2014 en Afrique de l'Ouest et le Coronavirus a fait son apparition au mois de novembre 2019 dans la ville de Wuhan en Chine et se poursuit encore. Mais la particularité du Coronavirus dû à la COVID-19 est sa facilité à se propager par voie respiratoire et par contact physique. Ainsi pris au dépourvue, le monde a réagi en catastrophe sous la direction de l'Organisation Mondiale de la Santé (OMS) par un arsenal de mesures barrières aidée, dans leur mise en application, par les gouvernements des Etats. Toutes les nations du monde sont ainsi averties à cause des effets de la mondialisation qui engendrent une forte mobilité des populations et des biens. Ce qui va d'ailleurs favoriser rapidement la propagation du virus de continent à continent. Désormais aucun Etat n'est à l'abri. Au cours de l'année 2020, en quatre mois seulement, 7.690.700 cas de contamination sont enregistrés à travers le monde et 427.600 décès (OMS, 2020). Cette situation de faite a très vite provoqué des réactions des gouvernements du monde entier. Elle a suscité beaucoup plus l'émergence du nationalisme. Une politique qui était en voie de disparition et qui était vigoureusement condamné lorsqu'un pays tentait d'en recourir comme c'était le cas des Etats-Unis ces dernières années. Conscients de leur vulnérabilité favorisée par une insuffisance des infrastructures et équipements médicaux appropriés dans leurs hôpitaux, les Etats africains, particulièrement ceux d'Afrique de l'Ouest ont rapidement tenté de prendre les devants en optant pour le pragmatisme et la fermeté. Cette option s'est traduite par une réactivation de leurs mécanismes de lutte expérimentés lors des passages des épidémies précédentes comme l'Ébola, à savoir « les tests, l'isolation et le traçage des personnes en contact avec un malade». Dès janvier 2020, un plan régional de riposte à la COVID-19 a été mis en place par la Communauté Economique des Etats de l'Afrique de l'Ouest (CEDEAO). En outre, dès mars 2020 les gouvernements du Burkina Faso, de la Guinée Conakry, du Mali, de la Côte d'Ivoire, du Niger et du Sénégal ils y ont adjoint des mesures plus stricts relatives à la limitation des déplacements. « *L'état d'urgence sanitaire et ont accompagné la mesure d'un couvre-feu, de la fermeture des frontières, des écoles, des universités et de l'interdiction des rassemblements publics* » (A. Dusoulier, 2020). Ainsi de telles mesures exceptionnelles devraient être observées de manière absolue par les populations qui, dans certains pays ne sont pas habituées à de telles réalités et jouissant d'une relative liberté comme c'est le cas du Sénégal. En effet, le Sénégal est un pays qui compte du point de vue administratif 14 régions avec une population de 13 millions d'habitants d'après le dernier recensement général (ANSD, 2013). Ce pays se caractérise par un niveau de développement relativement très faible avec une baisse de 2,5 % du PIB en 2020[5] et dont la population assez mobile quitte les autres régions pour rejoindre Dakar, la capitale, qui se trouve être

[5] https://www.financialafrik.com/2020/10/02/senegal-baisse-de-25-du-pib-au-deuxieme-trimestre-2020/; consulté le 06/janvier 2021 à 15h

l'épicentre de la COVID-19 compte tenu du nombre de cas enregistrés avec 9971 cas de contamination au mois en septembre 2020 (figure 3).

Figure 1: localisation du Sénégal en Afrique

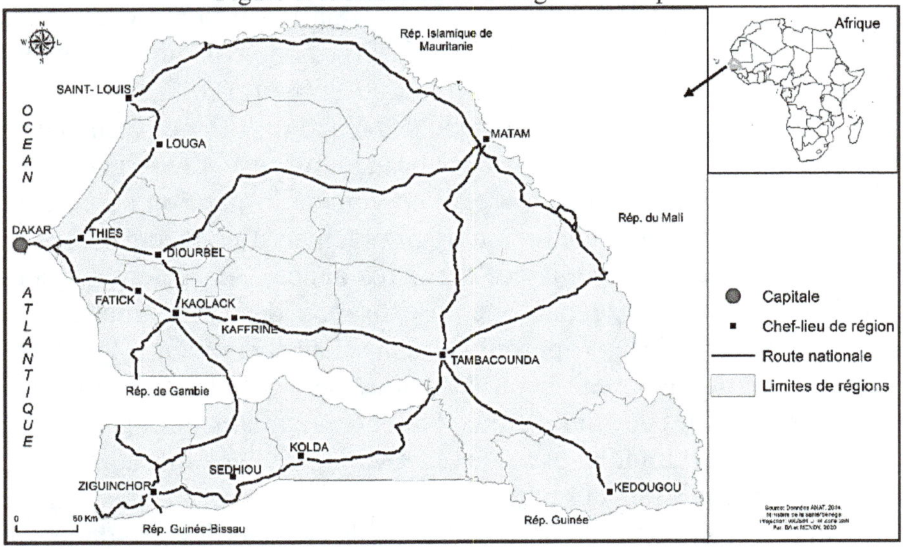

2. Matériels et méthodes

Nous avons opté pour une démarche analytique basée sur l'exploitation des données du ministère de la santé et de l'action sociale du Sénégal et l'analyse des différentes mesures politiques prises par l'autorité suprême. Les données utilisées sont issues de sources officielles[6], notamment du ministère de la santé et de l'action sociale du Sénégal et de la documentation tirée de la littérature existante. Certaines collectes ont été faites auprès des hôpitaux (Centre hospitalier régional de Ziguinchor et l'hôpital de la paix de Ziguinchor). La collecte a été réalisée par le biais de certains médecins et infirmiers qui travaillent dans ces différentes institutions. Pour la représentation graphique, les données statistiques sont soit représentées sous forme de tableaux soit de cartes soit de courbes. Ces représentations graphiques ont par la suite fait l'objet d'analyse.

[6] www.sante.gouv.sn/taxonomy/term/14, consulté le 04 septembre 2020 à 13h

3. L'apparition et l'évolution de la COVID-19 au Sénégal

3.1. L'apparition de la COVID-19 au Sénégal

L'évolution rapide de la COVID-19 à travers le monde va de manière brusque frappée la région Ouest-africaine. Le virus semble trouver un nouvel espace pour se propager. Chaque pays compte désormais des cas par jour : Ainsi, au Sénégal le premier cas confirmé de COVID-19 est enregistré le 02 mars 2020 (A. Dusoulier, 2020 ; O. Diallo, 2020 ; T. Hommel, 2020). Depuis lors, le virus s'est rapidement répandu à travers le pays avec comme principal foyer de concentration des cas, Dakar, la capitale. Progressivement de région à région le nombre de cas se décompte presque chaque jour.

3.2. L'évolution de la maladie de COVID-19 au Sénégal

Le nombre de cas enregistrés par le ministère de la santé et de l'action sociale montre que depuis son apparition au Sénégal, le coronavirus continue de contaminer les populations. Du 2 mars au 14 septembre 2020, 14306 cas sont confirmés. Au total, 10563 personnes ont été déclarés guéris soit un taux de guérison de 73,84 %. 297 décès liés à la COVID-19 ont été dénombrés sur l'ensemble du territoire national (figure 2).

Figure 2 : Situation de l'évolution de la COVID-19 à la date 14 septembre 2020, Source : Ministère de la santé et de l'action sociale

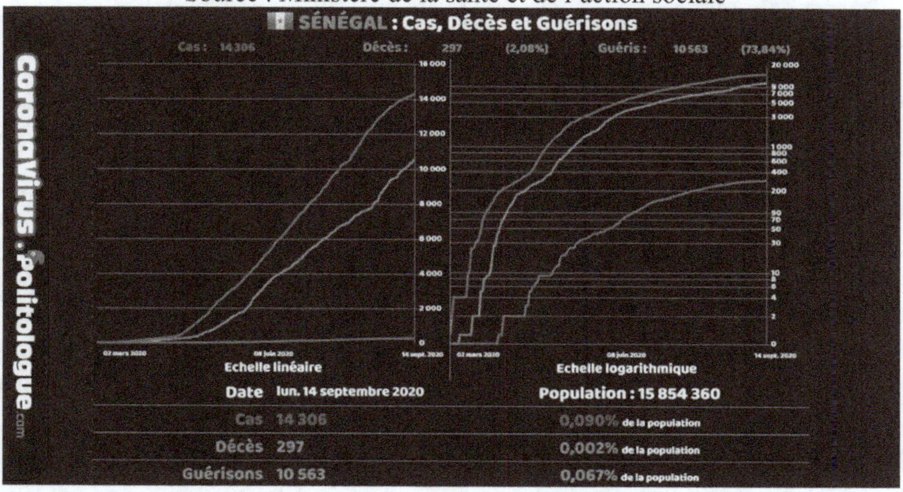

Du point de vue spatial, la région de Dakar est l'épicentre de la COVID-19 au Sénégal. En effet en septembre 2020, 9971 cas ont été confirmés soit 69, 71 % des cas enregistrés dans le pays. A côté de Dakar vient en deuxième position la région de Thiès qui dénombre 1617

cas soit 11, 30 % des cas. Le troisième noyau de propagation du virus demeure les régions de Diourbel avec Touba qui enregistre à lui seul 600 cas à la date du 14 septembre, et la région de Ziguinchor. Un quatrième noyau se dessine autour des régions de Kaolack (276 cas), Kolda (209 cas), Sédhiou (150 cas) et Kédougou (209 cas). L'explosion du nombre de cas dans ces dernières régions a été observée dans les semaines qui ont suivi celle de la fête de Tabaski. Conséquences des déplacements de populations des autres régions vers leurs zones d'origine. Les autres régions sont très peu touchées par la vitesse de propagation du virus ; toutefois, la situation reste tout de même inquiétante.

Figure 3 : Répartition spatiale du nombre de cas confirmé de COVID-19 par région

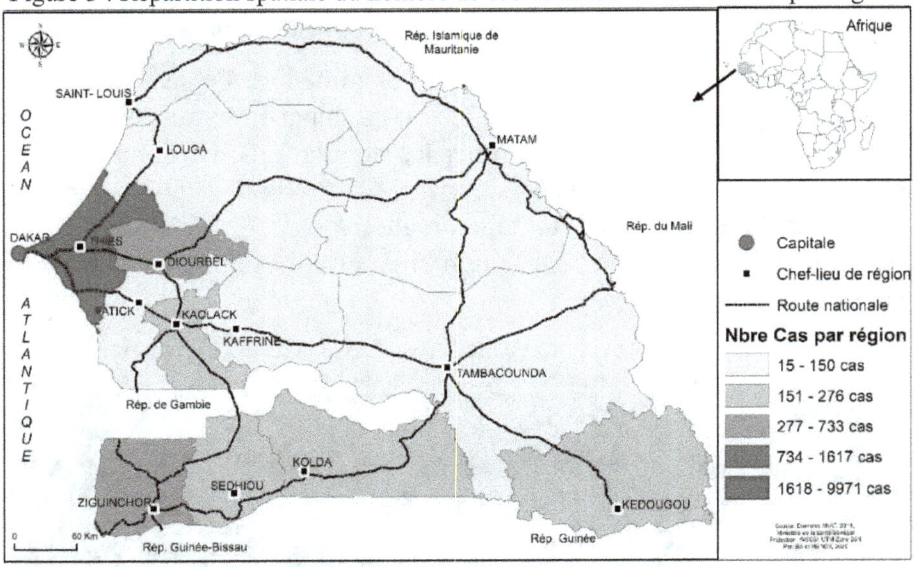

Sources : Données du Ministère de la Santé du Sénégal de mars à septembre 2020

Cette cartographie des cas par région révèle de manière générale que le virus s'est plus concentré dans les régions de Dakar, Thiès et Diourbel. Ce qui s'explique d'une part par le fait que Dakar concentre le plus de populations avec une mobilité assez dynamique des personnes et d'autre part, Thiès abrite l'aéroport international Blaise Diagne et constitue à cet effet, une des principales portes d'entrée dans le territoire nationale. Face à cette situation, l'Etat du Sénégal va prendre des mesures afin de contenir le virus en limitant la mobilité des personnes principales vecteur de propagation. Mais déjà à l'échelle sous régionale, des mesures ont été prises par anticipation.

3.3 Des mesures prises pour lutter contre la progression du virus de la COVID-19 au Sénégal

Le gouvernement du Sénégal, conscient de sa faible capacité à supporter une forte propagation du Coronavirus et de ses revers sur toute l'étendue du territoire national, a commencé à prendre des mesures, juste à la suite des tous premiers cas de contaminations. Ces mesures sont l'état d'urgence sanitaire sur l'ensemble du territoire national et un couvre-feu de 20h à 6h du matin. Ainsi, l'état d'urgence a été décrété et promulgué par le Décret N°2020-830 du 23 mars 2020 pour montrer que la situation devient de plus en plus critique. Au mois d'avril face à la propagation du virus, l'état d'urgence a été encore prolongé par le Décret N°2020-925 du 03 avril 2020. Mais cette fois-ci le couvre-feu a été allégé commençant à partir de 23h au lieu de 20h. En outre, au mois d'avril 2020, le Parlement du Sénégal a voté une loi pour une durée de trois mois habilitant le Président de la République à prendre des mesures par ordonnances dans le cadre de la lutte contre la pandémie[7]. Au paravent, à partir du 16 mars, les cours dans les écoles et les universités ont été suspendus dans un premier temps ; ensuite jusqu'au 4 mai et finalement la reprise programmée pour le 2 juin a été annulée face au risque de propagation du virus. En outre, depuis le 20 avril le port du masque devient obligatoire dans les services de l'administration publique, les services du secteur privé, les lieux de commerce et les moyens de transport. Les lieux de culte sont fermés et le transport maritime suspendu.

Tout cet arsenal de mesures va se confronter à plusieurs formes de résistance sur le terrain dans certaines parties du pays mais aussi n'empêchera pas à la maladie de continuer à se propager sur l'ensemble du territoire nationale.

4. La relation de pouvoirs et la gouvernance des territoires au Sénégal dans le contexte de COVID-19

Dès leur mise place, les mesures fortes prises par le gouvernement du Sénégal dans le cadre de la lutte contre le coronavirus se sont appliquées à l'ensemble du territoire national. Toutes les forces de l'ordre y compris l'armée ont été mobilisées pour faire observer ces mesures dont le l'état d'urgence assorti d'un couvre-feu et l'interdiction de circuler entre les régions et le port obligatoire du masque. En effet,

---

[7] http://www.sec.gouv.sn, 2020

les couvre-feux ne sont pas fréquents au Sénégal. Le 25 avril 1989 à la suite du pillage des boutiques tenues par des mauritaniens au Sénégal après qu'environ 200 sénégalais ont été massacrés à Nouakchott et à Nouadhibou en Mauritanie. Le couvre-feu fut instauré. Le deuxième est instauré à la suite de l'apparition du Coronavirus. En outre, la brutalité de l'apparition de la maladie n'a pas donné ni à l'Etat ni à la population un temps de préparation. Il s'y ajoute que la structuration essentielle de l'économie sénégalaise est de nature informelle. « *De nombreuses voix s'élèvent pour réclamer une levée plus complète des restrictions. Elles invoquent le prix payé par les défavorisés dans un pays où environ 40 % de la population vit sous le seuil de pauvreté selon la Banque mondiale et où beaucoup vivent au jour le jour d'activités informelles* » (Jeune Afrique, 2020). Les porteurs de ces nombreuses voix sont pour la plupart des activistes. Devant une telle situation les populations se demandent jusqu'à quand durera le couvre-feu suivi de la fermeture des marchés pendant une journée dont certains comme à Ziguinchor à chaque dimanche. Mais les jours varient selon les villes et dans certaines comme Tambacounda les marchés fermes deux jours par semaine. Pour certains secteurs comme les bars, bar-restaurants, boites de nuits c'est l'arrêt immédiat de leurs activités. Ainsi, plus l'état d'urgence sanitaire se prolonge plus les inquiétudes augmentent et un choix entre le respect strict des mesures et le sauvetage de l'économie se pose (Tounkara, 2020).

Déjà dès son instauration le couvre-feu n'a pas été observé dans les termes dans lesquels il a été établi dans certaines grandes villes comme Dakar. Mais la tension a commencé a monté lorsque le couvre-feu a été prolongé mais un peu assoupli. De 20h à 6h il est passé de 21h à 5h du matin. Néanmoins, les populations se sentaient déjà étouffées par une paralysie de leurs activités génératrices de revenus. Les transporteurs ont commencé à effectuer des voyages clandestinement du Centre du pays vers la capitale. C'est ainsi qu'au mois de juin 2020 dans la nuit du 03 au 04 « dans plusieurs grandes villes du Sénégal comme Dakar, Touba, Tambacounda, Ziguinchor, des jeunes descendent dans la rue, brûlent des pneus, barrent les routes pour réclamer l'assouplissement des mesures de lutte contre le coronavirus, notamment la levée du couvre-feu ». Cela est à la base renforcé par une certaine perception populaire de la réalité de la maladie de la COVID-19.

Photo 1 : Des affrontements entre forces de l'ordre et populations civiles à Dakar pendant le couvre-feu dans la nuit du 3 au 4 juin 2020

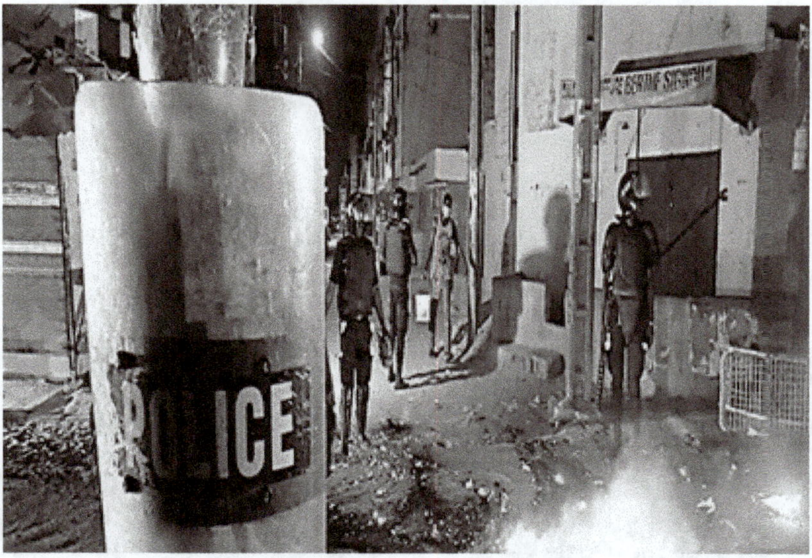

Source : https://www.francetvinfo.fr/monde/afrique/societe-africaine/coronavirus-deux-nuits-d-emeutes-au-senegal-pour-reclamer-la-fin-du-couvre-feu_3994819.html; consulté le 10 sept.-20 à 14h

4.1 De la perception populaire à la constitution de foyers d'insoumission à l'autorité du gouvernement

La maladie liée à la COVID-19 constitue une nouvelle réalité pour les populations sénégalaises. Il était plus aisé d'admettre l'existence de la maladie tant que c'était les autres pays ou continents qui sont concernés. La réalité est difficile à admettre chez soi. Mais à l'origine, la circulation d'une grande quantité d'informations sur les réseaux sociaux soutenant la théorie du complot contre l'Afrique a fini par convaincre la masse de la non-existence de la maladie de la COVID-19. Cette perception populaire est venue renforcer au sein de la population le sentiment d'être victime d'une volonté de l'Etat de vouloir satisfaire l'Organisation mondiale de la santé (OMS) aux dépens des intérêts de sa population. Ainsi, la plupart, surtout des jeunes qui déjà souffrent du chômage dont le taux était de 15,7 % au quatrième trimestre de l'année 2017 (ANSD, 2018) y voient une aggravation des inégalités existantes (LVIA, CISV et COSPE, 2020).

A Ziguinchor au marché de Tilène plusieurs commerçants ont été interpelés et arrêtés par la police car ils ont refusé de respecter la fermeture des marchés dans la commune tous les dimanches. A Dakar la capitale, les affrontements et interpellations des individus par les forces de l'ordre se font presque tous les jours. La ville de Touba et sa zone d'influence se sont beaucoup révélées dans la contestation contre les mesures prises par l'Etat pour lutter contre le coronavirus. « Dans la ville de Touba, ville sainte de la puissante confrérie des mourides, à 200 km à l'est de Dakar, le bilan est de « trois véhicules d'intervention de la police et une ambulance brûlés, le centre de traitement des malades du COVID-19 attaqué, les vitres de la (compagnie nationale d'électricité) Senelec caillassées » (le journal Le monde, 2020 : Jeune Afrique, 2020) (photo 2).

Photo 2 : Contestations à Touba contre le couvre-feu

Source : https://www.youtube.com/ watch?v=apmSn_DRWHA

A Mbacké ville voisine de Touba, des protestataires s'en sont pris au siège local de la radio RFM. De la nuit du 03 et du 4 juin, plusieurs villes se sont impliquées dans la contestation comme Diourbel, Tambacounda, Kaolack et Ziguinchor. Parmi ces foyers de contestation, figurent au premier rang des foyers maraboutiques.

4.2 Les foyers maraboutiques comme des territoires de second ordre ou commandement

Les foyers maraboutiques au Sénégal sont des localités chefs-lieux de confréries et des territoires de leur influence. Les plus importants se trouvent à Tivaouane, à Touba, à Kaolack et à Dakar. Ces foyers, qui ne se superposent pas forcément aux limites administratives de l'Etat, sont dirigés par des guides religieux au pouvoir suprême.

En effet, il existe depuis toujours au Sénégal, une cohabitation de pouvoir et d'autorité. Il s'agit d'une autorité séculaire et d'une autorité religieuse. A plusieurs occasions, l'expression de ces deux pouvoir se manifeste dans des contextes particuliers soit en se contredisant soit en se complétant. Ainsi, dans un contexte de la pandémie du coronavirus, le respect des mesures prises par l'Etat en vue d'endiguer la maladie à fait défaut surtout là où les mesures semblent militer contre les intérêts des religieux par la fermeture des lieux de culte. Dans un premier temps, le désaccord semble se poser entre l'Etat et les foyers maraboutiques sur les termes dans lesquelles les lieux de culte devraient être fermés. Décider du sort de certaines activités comme la fermeture des marchés au moins une fois par semaine, l'interdiction des rassemblements publiques, etc. était assez aisé pour l'Etat. Mais dès qu'il était question de statuer sur le sort à réservé aux religieux la difficulté devient évidente.

« *Au Sénégal, le débat sur la fermeture des lieux de culte pour endiguer la propagation de l'épidémie de coronavirus interroge sur l'autorité de l'État laïque face au pouvoir religieux. La fermeture des mosquées bravée à Dakar, maintien de la prière à Touba, en présence du secrétaire général de la présidence, Mahammed Boun Abdallah Dionne, malgré l'interdiction des rassemblements sur l'ensemble du territoire, désaccords entre les associations d'imams... Du moins jusqu'au 24 mars, date à laquelle le khalife général des mourides, l'une des plus influentes confréries du pays, a appelé ses nombreux fidèles à prier chez eux. Si la décision de fermer les mosquées a été prise moins de 24 heures après la proclamation de « l'état d'urgence » par le président Macky Sall, cette indépendance interroge sur l'autorité des États laïques face au pouvoir religieux en période de crise* » (Jeune Afrique, 26 mars 2020, p1.).

Cette contradiction visible n'a pas facilité la soumission des populations à l'autorité de l'Etat, surtout celles qui dépendent sur le plan spirituel des guides religieux. Elle a aussi démontré que les foyers maraboutiques sont des territoires de second commandement à l'intérieur du pays. Cela est d'autant plus visible qu'il a fallu d'importants dispositifs coercitifs de la part de l'Etat pour tenter vainement de venir à bout des contestations à Touba. Cependant, il n'a suffi qu'un ordre seulement donné par le khalife général de la confrérie des mourides, Serigne Mountakha Mbacké la nuit du 4 juin 2020 pour faire revenir le calme et l'ordre : « *Retournez chez vous. Nous allons voir demain la source des problèmes et comment les régler. Je pense qu'on n'a jamais vu ça à Touba »*

5. Discussion

Traditionnellement, le Sénégal est un pays laïc dont l'autorité suprême officiellement reconnue est l'Etat. Mais dans la pratique certains territoires semblent, par la dichotomie qu'il y a entre le politique et le religieux, disposé d'une relative autonomie par rapport aux affaires courantes et à la gestion des territoires. C'est une réalité qui n'est pas une nouveauté au Sénégal mais que l'apparition du coronavirus a fortement contribué à mettre en évidence. L'objectif de cet article était d'analyser l'évolution de la maladie qui a conduit à la prise de mesures par les autorités sanitaires et l'Etat et les impacts de ces mesures prises sur le vécu des populations. Les résultats ont révélé que les mesures prises afin d'endiguer la propagation de la maladie dans l'ensemble du pays constituent une alternative pour éviter que le faible plateau médical dont dispose le pays ne soit pas débordé. Mais aussi ils ont révélé une cohabitation de deux pouvoirs de décision qui tantôt manifestent une parfaite collaboration tantôt manifestent de vives contradictions qui apparemment tournent toujours au désavantage de l'Etat. C'est une question qui nécessite un sérieux traitement de la part de l'Etat, sinon elle risque d'engendrer un jour de regrettables dégâts si des personnes malintentionnées venaient à se hisser au sommet. Mais l'analyse de cette problématique n'a pas été aisée à cause de la nouveauté du phénomène pour le Sénégal (maladies et gouvernance des territoires). C'est ce qui explique essentiellement le recours aux sources électroniques.

6. Conclusion

L'apparition du coronavirus au Sénégal en mars 2020 a rudement mis à l'épreuve les capacités de l'Etat à gérer une crise sanitaire d'une envergure mondiale et à coordonner la gouvernance de son territoire, à garder la neutralité et à faire respecter son autorité sur les décisions qu'il prenne. La gestion de la maladie de la COVID-19 a permis de voir le pouvoir d'influence qu'ont les foyers maraboutiques sur les territoires. La superposition de l'autorité de l'Etat à celui du religieux ne fait que fragiliser l'Etat dans des circonstances dans lesquelles il a besoin d'être ferme sur sa politique et ses décisions comme à l'occasion de la lutte contre le coronavirus. Elle suscite également le débat sur sa légitimité sur le religieux et la question de savoir qui détient véritablement le pouvoir décisionnel entre les deux dans de telles situations. La contradiction qui en ressort révèle tous moyens qu'a le pouvoir religieux de saboter s'il le voulait la politique de l'Etat. Cela peut constituer d'une part un instrument d'équilibre pour éviter toute dérive autoritaire de l'Etat d'autre part, cela pousse à l'Etat à faire des compromis qui n'arrangent qu'une partie de sa population et peut être source de divisions sociales.

Références bibliographiques

Agence Nationale de la Statistique et de la Démographie (ANSD) (2020), *Le taux de chômage est estimé à 15,7 % (T4 2017)* [en ligne]. Disponible sur : [https://www.ansd.sn/index.php?option=com_content&view=article&id=370:20180413084129&catid=56:depeches&Itemid=264#:~:text=Le%20taux%20de%20ch%C3%B4mage%20des,%2C1%25%20en%20zone%20rurale] [Consulté le 12 Septembre 2020].

DIALLO .O. (2020), Coronavirus en Afrique : quels sont les pays impactés ?, Agence France-Presse (33p).

Dusoulier .A. (2020), *La COVID-19 en Afrique de l'Ouest : une gestion aux multiples facettes* [en ligne]. Disponible sur : [https://www.wathi.org/la-COVID-19-en-afrique-de-louest-une-gestion-aux-multiples-facettes-grip/] [Consulté le 25 août 2020].

Fondation ACRA (2020), *La Fondation ACRA se mobilise en Casamance face au COVID -19* [en ligne]. Disponible sur : [https://www.pfongue.org/Urgence-COVID-19-en-Afrique-de-l-Ouest-nous-protegeons-l-economie-africaine-et.html] [Consulté le 25 Août 2020].

HOMMEL .T. (2020), Deux visions pour une Afrique de l'Ouest post-COVID-19, *Futuribles International* (11p)

Jeune Afrique (2020), *Sénégal : les manifestations contre le couvre-feu tournent à l'émeute* [en ligne]. Disponible sur : [https://www.jeuneafrique.com/994135/societe/senegal-les-manifestations-contre-le-couvre-feu-tournent-a-lemeute/] [Consulté le 12 Septembre 2020].

Jeune Afrique (2020), *Au Sénégal, le débat sur la fermeture des lieux de culte pour endiguer la propagation de l'épidémie de coronavirus interroge sur l'autorité de l'État laïque face au pouvoir religieux* [en ligne].

Disponible sur : [https://www.jeuneafrique.com/916073/socie te/senegal-bakary-sambe-la-crise-du-coronavirus-devoile-le-parado xe-des-etats-laiques-face-aux-questions-religieuses/] [Consulté le 13 Septembre 2020].

Leplâtre. S. (2020), Coronavirus : à Wuhan, confinement et isolement des malades ont permis d'endiguer l'épidémie, *publié dans le Journal Le monde* [en ligne]. Disponible sur : [https://www.lemonde.fr/international/article/2020/03/18/coronavirus-a-wuhan-confinement-et-isolement-des-malades-ont-permis-de-vaincre-l-epidemie_6033595_3210.html] [Consulté le 03 Septembre 2020].

Ministère de la santé et de l'action sociale du Sénégal (2020), CORONAVIRUS : *COMMUNIQUE DE PRESSE : POINT DE SUTUATION SUR LA COVID-19* [en ligne]. Disponible sur : [http://www.sante.gouv.sn/Pr%C3%A9sentation/coronavirus-informations-officielles-et-quotidiennes-du-msas] [Consulté le 04 Septembre 2020].

Le monde (2020), *Au Sénégal, des dizaines d'interpellations après des émeutes contre le couvre-feu dû au COVID-19* [en ligne]. Disponible sur : [https://www.lemonde.fr/afrique/article/2020/06/04/au-senegal-des-dizaines-d-interpellations-apres-des-emeutes-contre-le-couvre-feu-du-au-covid-19_6041726_3212.html] [Consulté le 12 Septembre 2020].

LVIA, CISV et COSPE (2020), *Urgence COVID-19 en Afrique de l'Ouest : nous protégeons l'économie africaine* [en ligne]. Disponible sur : [https://www.pfongue.org/Urgence-COVID-19-en-Afrique-de-l-Ouest-nous-protegeons-l-economie-africaine-et.html] [Consulté le 25 Août 2020].

Rép. du Sénégal (2020), *Gouvernement République du Sénégal* [en ligne] Disponible sur : [http://www.sec.gouv.sn] [Consulté le 04 Septembre 2020]

TOUNKARA .S. (2020), *COMPRENDRE LE CONFINEMENT OU LE « DÉCONFINEMENT »* [en ligne]. Disponible sur : [https://www.ipar.sn/COVID-19-comprendre-le-confinement-ou-le-deconfinement.html] [Consulté le 25 Août 2020].

3. COMBATTRE LA MALADIE DE LA COVID-19 EN AFRIQUE DE L'OUEST : UNE QUESTION DE L'ENVIRONNEMENT ?

Alou DIABY

Institut de Formation et de Recherche en Population, Développement et Sante de la Reproduction (IPDSR/UCAD), BP : 45550 Dakar-Fann, Sénégal mail : alou.diaby@ucad.edu.sn ; tel : (+221) 77 275 88 06

Résumé

Les épisodes répétitifs des maladies transmissibles émergentes et/ou ré-émergentes d'origine animale continuent de menacer la santé humaine et animale. Ils contribuent à déstabiliser l'intégrité des écosystèmes en Afrique et ailleurs dans le monde. En effet, la pandémie de la maladie à coronavirus 2019 (COVID-19) en cours, continue sa progression à travers le monde en dépit des efforts de confinement et des mesures barrières imposées aux citoyens. Cet article, à travers la revue de la littérature, avait pour objectif de faire un état des lieux de l'éventuelle origine environnementale de ce nouveau coronavirus, avant de décrire comment la modification de l'environnement peut contribuer à l'émergence et/ou à la réémergence de celui-ci.

Mots clés : Environnement, COVID-19, Afrique de l'Ouest

Fighting COVID-19 Disease in West Africa: A Question of the Environment?

Abstract

Repeating episodes of emerging and / or re-emerging communicable diseases of animal origin continue to threaten human and animal health. They contribute to destabilizing the integrity of ecosystems in Africa and elsewhere in the world. Indeed, the current coronavirus 2019 disease pandemic (COVID-19) continues to progress across the world despite containment efforts and barrier measures imposed on citizens. This article, through the review of the literature, aimed to take stock of the possible environmental origin of this new coronavirus, before describing how the modification of the environment can contribute to the emergence and / or to the re-emergence of it.

Keywords: Environment, COVID-19, West Africa

1. Introduction

Les êtres humains sont au cœur des préoccupations en matière de développement durable. Ils ont droit à une vie productive et en santé, en harmonie avec la nature (Rio, 1992). Pourtant, la pandémie de la maladie à coronavirus 2019 (COVID-19) en cours est bien plus qu'une crise sanitaire au regard de l'ampleur et de la gravité, par le nombre de cas et de décès, mais aussi de perturbations sociales et économiques qu'elle continue d'engendrer à travers le monde (OMS, 2020). En effet, au moment de la rédaction de ce papier, plus des trois quarts des nations et territoires du monde étaient touchés et des cas sont identifiés chaque jour (Wallis, 2020). A la date du 31 juillet 2020, il y avait un total de 17 106 007 cas confirmés dans le monde dont 668 910 décès. Le continent américain était la zone la plus touchée avec 9 152 173 cas dont 351 121 décès, tandis que l'Afrique (le continent le moins contaminé d'alors) enregistrait 770 421 cas confirmés dont 13 234 décès repartis sur l'ensemble du continent (OMS, 2020).

Pourtant, au cours des dernières décennies, l'Afrique a été durement touchée et continue de payer un lourd tribut face aux maladies émergentes ou ré-émergentes telles que la maladie à virus Ebola en 2014-2016 qui atteint pour la première fois l'Afrique de l'Ouest et la fièvre hémorragique Lassa en plus des infections prioritaires comme le VIH/SIDA, le paludisme et la tuberculose (Nuwagira et Muzoora, 2020).

Dans un tel contexte, une flambée épidémique liée à la COVID-19 sur le continent ne peut qu'aggraver une situation déjà vulnérable. Ce qui nous amène à nous poser un certain nombre de questions de savoir : quelles sont les éventuelles origines de cette maladie ? Quelle est la part attribuable à l'environnement dans l'émergence de ce nouveau coronavirus ?

Nous proposons à travers cette revue de la littérature une lecture orientée sur les aspects liés à l'environnement des probables origines de la COVID-19 ainsi que sur des facteurs favorisant sa propagation.

2. Méthodologie

L'approche méthodologique a consisté à recenser systématiquement toutes les études publiées dont les articles évalués par les pairs ainsi que les rapports de programmes disponibles en ligne essentiellement sur les banques de données de l'Organisation Mondiale de la Santé (OMS),

Centres for Disease Control and Prevention Africa (CDC Africa), Google Scholar. Nous avons également recherché des littératures dans la base de données de HINARI et dans Pub Med. Les mots clés de recherche utilisés étaient : “emerging and re-emerging diseases”, “emerging and re-emerging infections”, “2019 novel coronavirus outbreak, transmissible deseases, combination, truncation, with the “in Africa” or in West Africa”.

La méthode de l’étude de cadrage, telle que décrite par Arksey et al., (2005) a été utilisée. Conformément à cette méthode, il n’a pas été établi de distinction entre les études selon l’approche méthodologique adoptée (étude qualitative ou quantitative), ni tenté d’attribuer de quelconque poids à leurs données. Le contenu des travaux sélectionnés a été extrait, puis synthétisé selon une méthode descriptive et analytique en rapport avec la thématique.

3. Résultats

3.1 Ce que nous savons de la nouvelle infection à coronavirus (COVID-19)

3.1.1 L’origine éventuelle du COVID-19

S’il est important de déterminer la source initiale et de transmission de ce nouveau coronavirus afin de développer des stratégies de prévention pour contenir l’infection, il est aussi essentiel d’explorer tous les hôtes intermédiaires potentiels en vue de contrôler la propagation de la COVID-19.

En effet, les animaux sauvages et les chauves-souris sont considérés comme les réservoirs naturels et jouent un rôle important dans la transmission de divers virus, notamment Ebola, Nipah, Coronavirus et autres. A l’heure actuelle, la source zoonotique ou l’hôte intermédiaire de la COVID-19 n’est pas encore formellement identifié. Cependant, plusieurs études récentes basées sur des analyses phylogénétiques suggèrent que les chauves-souris sont le réservoir animal le plus probable Sun et al. ; Xie et al. ; Zhou et al. ; 2020) tandis que d’autres recherches Rothan & Bryrareddy, Zhou et al., 2020), identifient certains animaux comme de possibles hôtes intermédiaires du nouveau coronavirus (Pangolin, serpents…).

Comme de nombreux autres coronavirus, le SARS-CoV-2 est probablement originaire des chauves-souris, et il serait passé par un hôte intermédiaire pour devenir pathogène pour les humains. Pour le moment cet intermédiaire n'est pas connu. A cet égard, les auteurs comme Xie et al., (2020), ont émis l'hypothèse que les pangolins pouvaient être les hôtes intermédiaires possibles, car leur génome avait une similitude d'environ 85,5 % à 92,4 % avec celui du SARS-CoV-2, représentant deux sous lignées de ce nouveau coronavirus 2019 dans l'arbre phylogénétique. De même, les chercheurs comme Sun et al. (2020), ont émis l'idée que le nouveau coronavirus SARS-CoV-2 a probablement connu une évolution adaptative chez les hôtes intermédiaires avant d'être transféré à l'homme.

En tout état de cause et dans une perspective de mieux contrôler le virus, il est important d'identifier la ou les source(s) zoonotique(s) intermédiaire(s) qui transmet (tent) le virus à l'homme. L'une des étapes clés du processus d'émergence de plusieurs virus est le passage des animaux aux humains. Ainsi, l'identification de la source du virus aidera à contrôler sa propagation.

3.1.2 Le mode de contamination

La connaissance des mécanismes de pathogénicité virale du nouveau coronavirus depuis l'entrée chez un hôte à la transmission à un autre est essentielle pour concevoir les stratégies thérapeutiques.

Actuellement, plusieurs études ont confirmé la transmission de personne à personne du COVID-19, principalement par le biais des gouttelettes respiratoires lorsque la personne infectée tousse ou éternue et par les contacts direct ou indirect avec les muqueuses des yeux, de la bouche ou le nez (Harapan et al., Rothan & Bryrareddy, Xie & Chen, 2020). En outre, certains auteurs comme Li et al., (2020), évoquent la possibilité d'aérosol transmission dans un environnement relativement fermé avec exposition à de fortes concentrations d'aérosol. De plus, bien qu'il n'y a pas encore d'unanimité par rapport à la transmission asymptomatique de la maladie dans la littérature, de nombreux rapports ont signalé la transmission de COVID-19 par le biais de porteurs asymptomatiques de personnes à personnes (Bai et al. ; Lai et al., 2020). Nous devons attacher de l'importance à ces cas asymptomatiques, qui peuvent jouer un rôle essentiel dans le processus de transmission.

Par ailleurs, à noter qu'un chien a été récemment infecté à travers sa cavité nasale et orale avec un faible niveau de COVID-19 sans au préalable signaler de signe de maladie. Il s'agirait d'un premier cas de transmission d'homme à l'animal et confirmé par les pairs (Law et al., 2020).

3.1.3 Les manifestations cliniques

Un large éventail de manifestations cliniques est observé chez les patients atteints du COVID-19, d'une forme légère, modérée à sévère et à progression rapide et fulminante. Néanmoins, la plupart des études (Harapan et al., Rothan & Bryrareddy, 2020), ont constaté que les symptômes les plus courants étaient la fièvre, la toux, les myalgies ou la fatigue associés à des expectorations, les maux de tête, l'hémoptysie et la diarrhée. Une anosmie et une dysgueusie sont de plus en plus observées chez certains patients de même que des conjonctivites. Des manifestations extra-pulmonaires ont également été rapportées chez des patients, y compris celles affectant le foie et le tractus gastro-intestinal notamment des nausées, vomissement, diarrhée et douleur (Musa, 2020).

3.1.4 Le traitement

A ce jour, il n'existe ni traitement ni vaccin spécifiques contre le COVID-19, même si par ailleurs plusieurs essais cliniques sont en cours à travers le monde. Pour l'instant, les patients se contentent d'un traitement symptomatique et des soins intensifs ou la réanimation pour les cas graves. Cependant, 81 % des patients survivent à l'épisode aigu et évoluent spontanément vers la guérison (Xie & Chen, 2020). Dans le contexte de pandémie, seul le respect strict et rigoureux des mesures barrières et d'hygiène de base associées aux dépistages de masse afin d'isoler les cas et leur prise en charge précoce peuvent permettre d'éviter la propagation de la maladie et réduire le nombre de victimes. Cependant, les chercheurs travaillent à développer des stratégies thérapeutiques efficaces y compris la vaccination pour faire face au nouveau coronavirus.

3.2 Comment l'environnement peut-il contribuer à l'émergence de la COVID-19 ?

La prévention primaire par l'élimination des causes, la maîtrise à la source et/ou des facteurs déterminants est une dimension importante dans la lutte contre les maladies virales émergentes ou ré-émergentes en Afrique. Ceci est d'autant plus important que l'OMS estime que 23 % de tous les décès en Afrique, soit plus de 2,4 millions de décès par an, sont imputables à des facteurs de risque évitables liés à la détérioration de l'environnement, avec des effets particuliers sur les couches les plus pauvres et les plus vulnérables, notamment les enfants, les femmes, les populations rurales pauvres, les personnes vivant avec des incapacités, les réfugiés ou les personnes déplacées et les personnes âgées (WHO, 2010).

Quel que soit l'angle d'attaque, l'environnement est constitué, selon (Eilstein D., Moal J L., Lim T-A, 2009) de :

- **milieux,** espaces (virtuels ou non) dans lesquels se trouvent les vecteurs, les agents et les populations. Ils peuvent être des lieux ou des situations dans lesquelles le sujet évolue : habitat, travail, extérieur, vacances... ;
- **vecteurs,** entités véhiculant et transmettant des agents polluants par contact avec les sujets de la population (air, eau, aliments, sol...) ; et
- **agents, responsables directs des effets observés. Ce sont les agents biologiques** potentiellement pathogènes (virus, bactéries, parasites, microorganismes), leurs vecteurs et leurs réservoirs. Ce sont également les agents physiques et chimiques présents dans l'environnement indépendamment des activités humaines et qui peuvent nuire à la santé en raison de leur présence (arsenic, substances vénéneuses, radionucléides d'origine naturelle, UV, toxines végétales, fibres minérales naturelles...) ou de leur absence (vitamines, iode, sélénium et antioxydants, lactobacilles...). Ce sont enfin, les agents physiques et chimiques potentiellement nocifs ajoutés à l'environnement par les activités humaines (rayonnements ionisants, bruit, arsenic, pollution atmosphérique d'origine industrielle ou automobile, sous-produits de chloration de l'eau...).

Pour ces auteurs, au-delà de cette définition plutôt classique de l'environnement, le contexte social, avec son évolution, sa réalité mais aussi sa perception par les acteurs du champ (population, décideurs, professionnels de santé, associations...) et ses représentations multiples est aussi une des dimensions de l'environnement.

Cette définition de l'environnement souligne l'importance et la nécessité d'adopter une approche éco systémique dans la gestion de la COVID-19.

Un certain nombre de facteurs favorisant l'émergence de nouvelles maladies ou la réémergence d'anciennes maladies sont connus. Ce sont notamment ceux qui augmentent la densité des réservoirs de virus, celle des vecteurs, ou celle de l'homme, et les contacts de ce dernier avec ces réservoirs et vecteurs (Girard, 2000).

Concernant le cas spécifique de la maladie de la COVID-19, bien qu'un consensus entre chercheurs semble graviter autour du pangolin et de la chauve-souris comme étant d'éventuels hôtes intermédiaires de la COVID-19, il est légitime de s'interroger sur le mécanisme de modification environnementale ayant pu générer une augmentation des contacts entre ceux-ci et les êtres humains. Pour Ngom (2020)[8], l'humanité exerce une forte pression sur le monde naturel. Les habitats de la faune sauvage sont détruits et fragmentés, avec comme corollaire une érosion sans commune mesure de la biodiversité (Ngom, 2020). Selon l'auteur, les humains en grand nombre en contact intime avec les fluides corporels des animaux, créent un cocktail idéal pour l'émergence des maladies virales. Aussi, les animaux sauvages sont-ils devenus des animaux de compagnie surtout dans les pays en développement, ce qui augmente considérablement la transmission des virus et autres pathogènes de l'animal à l'homme. En outre, la consommation de viande sauvage dans le monde est également une des causes de l'apparition de pathologies inconnues jusque-là. Cette situation est inhérente à la destruction des écosystèmes forestiers et des zones humides, entraînant une perte de biodiversité animale et une hausse des risques de transmission de maladies infectieuses de l'animal à l'être humain.

Par ailleurs, Crowcroft N.S., Morgan D., Brown D., (2002), constatent que les virus responsables des fièvres hémorragiques émergent et ré émergent dans de nombreux pays constituent une menace tant que leur réservoir reste inconnu et aussi longtemps que les régions endémiques souffrent de changements écologiques, de la pauvreté et de l'instabilité sociale, tandis que Girard M. (2000), fait remarquer que l'émergence de maladies nouvelles tient essentiellement aux modifications de l'environnement imposées par l'homme et aux changements dans son mode de vie et son comportement. Selon lui, l'émergence des épidémies de fièvre de la vallée du Rift en Afrique de l'Est était la conséquence des changements écologiques survenus à la suite de la construction de grands barrages, ou consécutives aux

[8] Ecologue, agroforestier au Département de Biologie Végétale/Université Cheikh Anta Diop (UCAD)

inondations au cours des années très pluvieuses ayant favorisé la multiplication du vecteur.

En outre, Desenclos J-C, et al. (2005), ont affirmé que les causes environnementales de l'émergence d'une pathologie résultent des modifications du milieu, de l'écologie, de la démographie, de l'habitat, des technologies, des conduites humaines et de l'interaction avec le milieu animal ou végétal. Ces changements le plus souvent provoqués par l'homme peuvent créer des conditions biologiques favorables à la transmission à l'homme d'un agent infectieux connu ou nouveau. En effet, selon ces auteurs la migration vers les villes et la croissance démographique en zone urbaine dans les pays démunis où les équipements collectifs et d'assainissements ne sont pas développés a favorisé, par exemple, l'extension de la dengue. La construction de barrages et des projets d'irrigation qui ont permis le développement d'une agriculture plus performante ont aussi permis l'extension de la bilharziose notamment au Mali et en Egypte.

D'autres auteurs comme Fagherazzi-Pagel H. (2012), incrimine les effets du changement climatique en évoquant qu'une hausse des températures et des précipitations pourrait devenir le facteur clé de la propagation de certaines maladies infectieuses tout en faisant référence à plusieurs maladies potentiellement mortelles pour l'homme dont les réservoirs sont dans la faune sauvage: la grippe aviaire, la fièvre Ebola, la peste, le choléra, la maladie de Lyme, etc.

4. Discussions

La nécessité de prendre en compte la dimension écosystémique dans la lutte contre la COVID-19 en Afrique s'impose aujourd'hui plus que jamais. D'où cette affirmation de Girard M. (2000), que « l'émergence des maladies nouvelles tient essentiellement aux modifications de l'environnement, imposées par l'homme, et aux changements dans son mode de vie et son comportement ». En outre, plusieurs travaux scientifiques (Desenclos & Valk, 2005 ; Hélène, 2012)], ont révélé également que l'émergence et/ou la réémergence des maladies infectieuses découleraient de la déforestation.

Sans pourtant occulter les autres facteurs favorisant l'émergence et/ou la réémergence de ces virus en Afrique notamment les phénomènes migratoires de population, l'absence surtout en milieu rural d'adduction d'eau et de sanitaire, le manque d'hygiène,....ou le bioterrorisme, l'accent doit être mis sur la surveillance en santé environnementale. Cette surveillance en santé environnementale définie comme étant la surveillance en santé publique de la santé liée à l'environnement (Eilstein et al., 2009), pourra prioritairement être orientée sur les facteurs d'émergence et/ou de réémergence des agents pathogènes dans l'environnement, en attendant l'avènement d'un vaccin efficace.

5. Conclusion

Au terme de cette analyse, nous constatons que l'émergence et/ou la réémergence des maladies nouvelles résultent essentiellement des modifications de l'environnement imposées par l'homme et des changements dans son mode de vie et son comportement. Ces changements écologiques le plus souvent provoqués par l'homme peuvent créer des conditions biologiques favorables à la transmission à l'homme d'un agent infectieux connu ou nouveau. A cet égard, il est important que toutes les leçons soient tirées de cette pandémie par les Etats africains en faisant de sorte que la prévention primaire soit mise en avant dans la lutte contre la COVID-19 comme préconisé par l'OMS (2007) *« Prévenir la maladie grâce à un environnement sain »*. Dans le même sillage et en absence d'un vaccin efficace au jour d'aujourd'hui, la surveillance en santé environnementale peut être une stratégie novatrice de surveillance et d'alerte des autorités sanitaires en vue d'une action de santé publique.

Références bibliographiques

Organisation mondiale de la Santé (OMS), (2020). Mise à jour de la stratégie COVID-19. Genève : OMS : https://www.who.int/docs/default-source/coronaviruse/strategy-update-french.pdf?sfvrsn=b1cfe48a_2 (Consulté le 18/08/2020).

Wallis LA. COVID-19, (2020), Severity Scoring Tool for low resourced settings. Afr J Emerg Med. avr 2020;S2211419X20300227.

Organisation Mondiale de la Santé (OMS), (2020), Rapport de situation sur le nouveau coronavirus (2019-nCoV) – 193 Genève : OMS ; https://www.who.int/docs/default-source/coronaviruse/situation-reports/20200731-COVID-19-sitrep-193.pdf?sfvrsn=42a0221d_4 (Consulté le 15/08/2020).

Nuwagira E, Muzoora C. (2020), Is Sub-Saharan Africa prepared for COVID-19? Trop Med Health. déc 2020;48(1):18.

Arksey H. & O'Malley L. (2005), « Scoping studies: towards a methodological framework», International Journal of Social Research Methodology vol 8, no. 1, pp. 19-32. DOI.

Zhou P, Yang XL, Wang XG, Hu B, Zhang L, Zhang W, et al. (2020), A pneumonia outbreak associated with a new coronavirus of probable bat origin. Nature 2020; 579 (7798):270–273. https://dx.doi.org/10.1038%2Fs41586-020-2012-7.

Xie M, Chen Q., (2020), Insight into 2019 novel coronavirus — an updated intrim review and lessons from SARS-CoV and MERS-CoV. Int J Infect Dis 2020; 94:119-124. https://doi.org/10.1016/j.ijid.2020.03.071.

Sun J, He WT, Wang L, Lai A, Ji X, Zhai X, et al. (2020), COVID-19: Epidemiology, Evolution, and Cross-Disciplinary Perspectives. Trends Mol Med 2020. https://dx.doi.org/10.1016%2Fj.molmed.2020.02.008.

Rothan HA, Byrareddy SN. (2020), The epidemiology and pathogenesis of coronavirus disease (COVID-19) outbreak. J Autoimmun 2020; 109:102433. https://dx.doi.org/10.1016%2Fj.jaut.2020.102433

Li H, Liu SM, Yu XH, Tang SL, Tang CK. (2020), Coronavirus disease 2019 (COVID-19): current status and future perspectives. Int J Antimicrob Agents 2020:105951, https://doi.org/10.1016/j.ijantimicag.2020.105951.

Harapan H, Itoh N, Yufika A, Winardi W, Keam S, Te H, et al. (2020), Coronavirus disease 2019 (COVID-19): A literature review. J Infect Public Health 2020. https://doi.org/10.1016/j.jiph.2020.03.019

Lai CC, Liu YH, Wang CY, Wang YH, Hsueh SC, Yen MY, et al. (2020), Asymptomatic carrier state, acute respiratory disease, and pneumonia due to severe acute respiratory syndrome coronavirus 2 (SARS-CoV-2): Facts and myths. J Microbiol Immunol Infect 2020. https://dx.doi.org/10.1016%2Fj.jmii.2020.02.012.

Yu P, Zhu J, Zhang Z, Han Y, Huang L. (2020), A familial cluster of infection associated with the 2019 novel coronavirus indicating potential person-to-person transmission during the incubation period. J Infect Dis 2020. https://doi.org/10.1093/infdis/jiaa077.

Bai Y, Yao L, Wei T, Tian F, Jih DY, Chen L, et al. (2020), Presumed asymptomatic carrier transmission of COVID-19. JAMA 2020; 323(14):1406-1407. https://doi.org/10.1001/jama.2020.2565.

Law S, Leung AW, Xu C. (2020), Severe Acute Respiratory Syndrome (SARS) and Coronavirus disease-2019 (COVID-19): From Causes to Preventions in Hong Kong. Int J Infect Dis 2020. https://doi.org/10.1016/j.ijid.2020.03.059.

Musa S. (2020), Hepatic and gastrointestinal involvement in coronavirus disease 2019 (COVID-19): What do we know till now? Arab J Gastroenterol 21(1):3–8. https://dx.doi.org/10.1016%2Fj.ajg.2020.03.002.

World Health Organization (WHO), WHO Regional Office for Africa (2010). Public health and environment in the African Region: Report on the work of WHO (2008–2009). Geneva: WHO; 2010, 56p. http://www.afro.who.int/en/clusters-a-programmes/hpr/protection-of-the-human-environment/highlights/4666-clim-health-africa-predict-prevent-and-manage.html. Consulté le 16/05/2016.

Eilstein D., Moal J L., Lim T-A. (2009), Les concepts de surveillance en santé environnementale. Institut de veille sanitaire, Saint-Maurice, France. Bulletin épidémiologique hebdomadaire. 22 juin 2009 / no 27-28.

Girard M. (2000), Les maladies infectieuses émergentes. Médecine / sciences 2000 ; 16 : 883-91 [cité 16 mai 2016]; Disponible sur: http://ipubli-inserm.demo.inist.fr/handle/10608/1752

Ngom D. (2020), Le Coronavirus : Un rappel à l'ordre par la nature ou une alerte pour protéger la faune sauvage ? Département de Biologie Végétale / Université Cheikh Anta Diop, 2p.

Crowcroft N.S., Morgan D., Brown D. (2002), Les fièvres hémorragiques virales en Europe – un contrôle efficace exige une réponse coordonnée. Public Health Laboratory Service, CDSC, Londres, Royaume-Uni/Euro surveillance Vol. 7 N°3, mars 2002.

Desenclos J-C, De Valk H. (2005), Les maladies infectieuses émergentes : importance en santé publique, aspects épidémiologiques, déterminants et prévention. Médecine Mal Infect. févr 2005;35(2):49-61.

Hélène Fagherazzi-Pagel. (2012), Maladies émergentes et réémergentes chez l'homme : concepts, facteurs d'émergence, alertes, riposte mondiale : dossier de synthèse. [Rapport de recherche] Institut de l'Information Scientifique et Technique (INIST-CNRS). 2012, 98 p., bibliographie. hal-01457410

4. ECOSYSTEMES NATURELS AU SENEGAL : DEGRADATION ET VULNERABILITES SANITAIRES

Diatou THIAW[1, 2, 3], Sidia Diaouma BADIANE[1], Marius NIAGA[4]

[1]Département de Géographie, FLSH/UCAD

[2]CEARC/UVSQ

[3]UMI 236/Résiliences

[4]Direction des Parcs Nationaux du Sénégal

Résumé

La crise sanitaire actuelle a reposé le débat sur le lien de la fragilité des écosystèmes naturels et de la fréquence de maladies virales d'origine zoonotique chez l'homme. En effet, la dégradation des milieux naturels est considérée comme un des facteurs favorisant le contact accru des réservoirs viraux naturels avec l'homme. Cet article passe en revue la situation de quelques écosystèmes naturels du Sénégal en mettant en exergue le potentiel de biodiversité végétale utilisé comme remède médicinal, dans le contexte de la COVID-19. Il expose les causes de l'érosion de la biodiversité provoquant dans certains cas l'exposition des populations à des épidémies.

Mots-clés : écosystèmes, biodiversité, dégradation, vulnérabilité sanitaire, Sénégal

Natural ecosystems in Senegal: Degradation and Health Vulnerabilities

Abstract

The current health crisis has led to a debate on the link between the fragility of natural ecosystems and the frequency of viral diseases of zoonotic origin in humans. Indeed, the degradation of natural environments is considered as one of the factors facilitating the increased contact of natural viral reservoirs with humans. This article reviews the situation of some natural ecosystems in Senegal by highlighting the potential of plant biodiversity used as a medicinal remedy, in the context of COVID-19. It explains the causes of biodiversity erosion, which in some cases leads to the exposure of populations to epidemics.

Keywords: Ecosystems, Biodiversity, Degradation, Health vulnerability, Senegal

1. Introduction

La dégradation des écosystèmes naturels est l'une des problématiques majeures auxquelles fait face l'humanité. Elle est considérée comme étant à l'origine de la perturbation des équilibres environnementaux provoquant une certaine vulnérabilité de la biodiversité à l'échelle mondiale. Plusieurs discours soutiennent que la pandémie actuelle serait en lien avec la crise environnementale (Grandcolas Ph. et Justine J-L., 2020 ; Kilpatrick, et Randolph, 2012 ; Morse et al. 2012 ; Lambin et al. 2010).

Depuis son apparition, chaque jour, les morts sont comptés, mais les espoirs de guérison croissent malgré une totale incertitude En effet, face à une médecine encore limitée à la fois en prévention et en traitement approprié, la préservation de la santé humaine reste essentiellement basée sur des mesures barrières, une réduction drastique de la mobilité et des activités aux échelles nationale et internationale, à l'origine de graves conséquences économiques. Après le constat du chaos initial, l'observation d'un début de résilience appelle à un diagnostic des vulnérabilités dont le premier axe porte sur l'autonomisation dans tous les secteurs, essentiellement celui de la santé. Concevoir des interventions pour lutter contre les maladies contagieuses et non contagieuses, faire reculer la malnutrition et la mortalité, tels sont les défis de l'Afrique en matière de développement. A cet effet aucune piste de sortie n'est à écarter.

La médecine traditionnelle, la phytothérapie et l'utilisation de ressources fauniques pour le traitement de maladies sont des pratiques millénaires dans différents continents (Afrique, Asie...). Recours unique avant la période coloniale, la médecine traditionnelle garde encore une place importante dans les soins. Elle concerne 80 à 90 % des populations qui sont essentiellement rurales et constituent un patrimoine culturel, scientifique et économique à travers les connaissances transmises de génération en génération, les filières économiques et recettes générées et les opportunités de recherche offertes. Comment alors mettre ce potentiel au service de la santé publique ?

Le capital humain est l'ensemble des aptitudes, talents, qualifications, expériences accumulées par une personne et qui déterminent en partie sa capacité à travailler ou à produire pour lui-même ou pour les autres. Ce défi et l'incertitude dans le traitement invitent à une capitalisation des connaissances endogènes, en matière de santé, en vue d'une meilleure intégration avec la médecine moderne.

2. Méthodologie

Les résultats présentés sont une capitalisation de différents travaux personnels de recherche, réalisés dans la région de Kédougou, en Basse Casamance et dans la zone de Bandia (Thiaw, 2002 ; Badiane, 2016 ;

2015). D'autres informations sont issues de travaux dans le cadre de projets miniers, avec les inventaires floristiques successifs sur différents sites, dans les Niayes et vers Kédougou.

Carte 1 : Zones concernées par l'étude

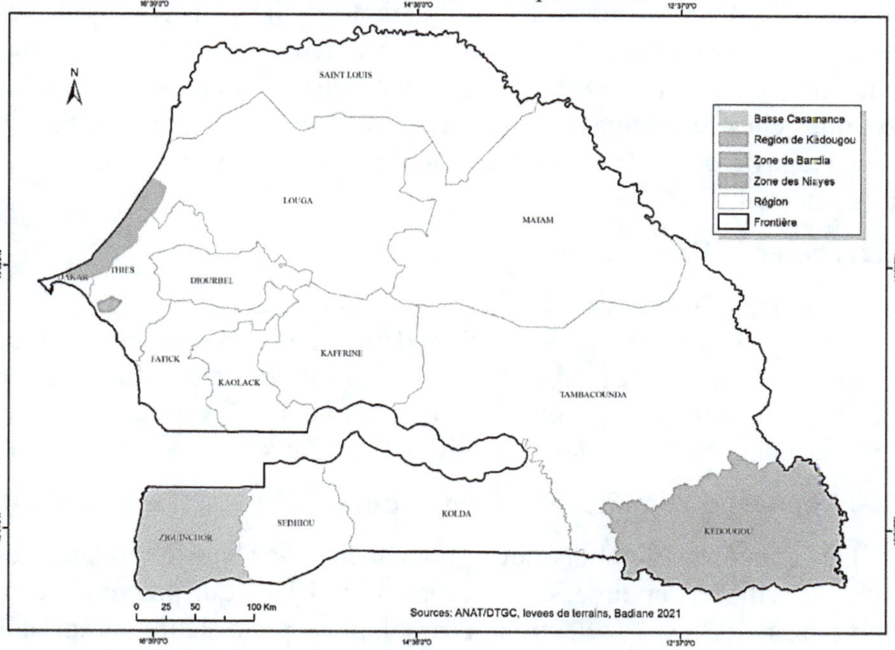

2.1. Revue documentaire

La revue de la littérature a permis de faire un état des lieux sur les connaissances générales relatives à la question traitée dans cet article. Il faut signaler de nombreux écrits sur les écosystèmes naturels au Sénégal et en particulier sur les zones ciblées par l'étude : Basse Casamance, Sénégal-oriental et Niayes. Les travaux de base de Trochain (1940), Berhaut, (1970-1974) etc. permettent d'apprécier les cortèges floristiques d'origine, dans différentes zones éco-géographiques du Sénégal. Kerharo et Adam (1974) font partie de ceux qui ont établi les bases de la connaissance des plantes médicinales sur l'ensemble du territoire sénégalais.

La question de la vulnérabilité des écosystèmes forestiers est également évoquée par auteurs (Sané, 2019 ; Faye et al., 2014). Ces derniers font état d'une modification généralisée des écosystèmes forestiers à cause des nombreuses pressions anthropiques. Cela se traduit par une perte progression de biodiversité avec un certain nombre d'espèces végétales menacées de disparition (MEDD, 2010).

Au Sénégal, des recherches sont effectuées sur les zoonoses ont intéressé plus la faune domestiques, que celle sauvage. Quelques travaux consultés révèlent une pathologie variée (Gerbaldi, 1974 ; Koné, 1991). Il est admis que la faune sauvage est l'objet de menace perpétuelle de contaminations, tout autant qu'elle peut constituer des réservoirs à virus et/ou des vecteurs de nombreuses maladies pour les animaux domestiques. Des maladies bactériennes, virales et parasitaires connues chez les animaux domestiques ont été diagnostiquées dans la faune sauvage et il en existe d'autres qui n'ont pas encore été identifiées.

2.2. Données d'inventaire

Les séries d'inventaires floristiques à Tomboronkoto (Thiaw, 2002), à Oussouye (Badiane, 2016 ; 2015) et dans les Niayes dans une période récente ont apporté des indications sur la disponibilité et la distribution de certaines espèces et ont permis d'apprécier les possibilités de prélèvement et d'utilisation des produits végétaux.

2.3. Données d'enquêtes ethnobotaniques

Des enquêtes ethnobotaniques pour identifier les différents usages ont été réalisées, appuyées sur Farnsworth (1966) qui préconise cinq approches dans la sélection des plantes pour leurs propriétés pharmacologiques :

1. l'approche randomisée consistant en la collecte de toutes les plantes d'une zone d'étude ;
2. la phytochimie prenant pour cible toutes les collectes de plantes d'une famille connue pour sa richesse en composées bio-actives ;
3. l'approche par des enquêtes ethnobotaniques, basée sur les usages médicinaux traditionnels des plantes ;
4. l'approche chimiotaxonomique basée sur des plantes ayant des constituants similaires mais pouvant appartenir à des familles différentes ;
5. le criblage de parties spécifiques d'une plante comme les graines, les écorces, les racines, les feuilles et toute autre partie de la plante.

Khafagi et Dewedar (2000) ont montré que l'approche ethnobotanique fournissait les meilleurs résultats dans la découverte de substances bioactives utilisables en médecine. Les résultats issus des enquêtes auprès de communautés Malinké basées sur les usages médicinaux traditionnels des plantes ont été obtenus sur la base d'une triangulation de la fréquence des réponses et de la cohérence des informations dans différentes localités, données par plusieurs individus.

2.4. Etude expérimentale sur les risques zoonotiques au Sénégal

Une étude expérimentale a été réalisée autour de la localité de Bandia. Celle-ci avait pour objectif de démontrer la présence de pathologies d'origine animale chez l'homme. La proximité de la réserve de Bandia a servi d'argument pour interroger la question de l'exposition des populations à des zoonoses.

3. Ecosystèmes naturels et potentiel de biodiversité végétale à usage médicinal au Sénégal

Malgré sa situation en zone sahélienne, le Sénégal dispose d'écosystèmes naturels relativement riches. Les ressources végétales fournissent de nombreux services dans le domaine de la médecine traditionnelle en général. Certaines plantes ont attiré l'attention pour leur valeur thérapeutique dans le contexte de la COVID-19.

3.1. Potentiel de ressources végétales au Sénégal

Le Sénégal est un pays situé dans les domaines phytogéographiques guinéen, soudanien et sahélien, d'où une diversité importante d'écosystèmes et d'espèces relativement marqués par un gradient sud-nord. Les ressources végétales sont constituées pour l'essentiel dans les espaces forestiers, la flore microbienne et les domaines aquatiques. Il existe une diversité d'écosystèmes forestiers terrestres constitués de steppes arbustives, de steppes arborées, de savanes arbustives, de savanes arborées, de forêts claires, de forêts galeries et de forêts denses.

Tableau 1 : Zones éco-géographiques et formations végétales

Zones éco-géographiques	**Formations végétales**
Vallée du fleuve	Gonakeraies, steppe arbustive
Zone sylvopastorale	Steppes arbustives, savane arbustive
Bassin arachidier	Parc arboré, steppe arbustive
Niayes	Palmeraie à *Elaeis giuneensis*, savane arbustive
Casamance	Savane arbustive, savane, arborée, savane claire, Forêt galerie, Forêt dense sèche, Rôneraies, palmeraies à *Elaeis guineensis*, raphias, bambusaies, mangrove
Sénégal oriental	Savane herbeuse, savane arbustive, savane boisée, savane arborée, savane claire, Forêt galerie, Rôneraies, parc arboré, bambusaies, raphias.

Sources : MEDD, 2010

Au total, 8.221 espèces sont recensées au Sénégal, dont 4.330 espèces d'animaux, 3.641 végétaux et 250 champignons (MEDD,

2015). Les espèces végétales présentent 1.277 genres. Les aires protégées (parcs, réserves) constituent des sites de haute biodiversité. Cependant, quelques spécificités floristiques sont relevées dans les zones concernées par cette étude.

Dans la région sud-est (Région de Kédougou), les inventaires effectués sur 102 placettes dans l'ensemble des villages de la commune de Tomboronko ont permis d'identifier une importante biodiversité avec plus de 100 espèces réparties dans une dizaine de familles. En Basse-Casamance, le potentiel de formations forestières de terre ferme occupe les superficies les plus importantes (36,8 %) de la région. La végétation est riche de 1.114 espèces (46 %) sur les 2.500 recensées au Sénégal.

Dans la région des Niayes, environ 419 espèces ont été identifiées, représentant près de 20 % de toute la flore sénégalaise. Les espèces végétales qui peuplent les Niayes ont une large distribution climatique. Elles sont originaires du domaine soudanien, du domaine sub-guinéen et du domaine sahélien.

3.2. Biens et services écosystémiques : usages de la biodiversité végétale dans la médecine traditionnelle au Sénégal

Au Sénégal, plusieurs espèces végétales sont utilisées dans la médecine locale. Selon Dasylva, (2001) les écorces, les feuilles et les racines sont les parties les plus utilisées et représentent respectivement 38 %, 29 % et 29 %. L'utilisation des plantes comme remèdes reste très répandue en milieu urbain et rural. En cas de maladie, le premier recours est la pharmacopée pour 90 % des personnes interrogées (Tomboronkoto) ; c'est seulement après persistance de la maladie que le malade est conduit au poste de santé le plus proche. Cependant on note que, dans l'usage des plantes médicinales, que le malade ne s'adresse pas toujours à un guérisseur. En effet, pour soigner les maladies courantes (maux de ventre, diarrhée, paludisme, fièvre, toux, parasitose…), les espèces végétales utilisées sont parfois assez bien connues ; certaines sont même utilisées à titre préventif. Par exemple, *Cassia sieberiana* est utilisé contre les maux de ventre. Dans 50 % des concessions, le chef de ménage a dans sa case une bouteille remplie d'écorces de *Cassia sieberiana* en décoction avec parfois du miel et donne une gorgée, le matin, aux enfants surtout.

Le traitement de certaines maladies peut revêtir parfois un aspect très mystique. Toute espèce végétale se trouvant sur une termitière est curative. « *Toung worowoula diamboo* » est une expression très répandue en milieu malinké ; *toung* signifie termitière, *worowoula*, le chiffre 7 et *diambo* la feuille. Pour toute maladie, le meilleur remède est de récolter différentes feuilles sur 7 termitières différentes, de les faire bouillir, d'en boire une partie et de se laver avec le reste.

Pour prévenir les épidémies, un éléphant était aussi abattu et la viande partagée dans les maisons de terroir. La récolte de matière végétale pour la fabrication des produits médicamenteux s'accompagne toujours de préalables (rites) et traduit ce rapport à la nature inscrit dans les formes de régulation sociale. L'homme utilise la nature en demandant permission (Thiaw, 2002).

Tableau 2 : Espèces végétales curatives à Tomboronkoto (Kédougou)

Espèces	**Feuilles**	**Ecorces**	**Racines**	**Sève**	**Traitements**
Bombax costatum	x				Paludisme, anémie, maux e ventre
Cassia sieberiana		x	x		Maux de ventre, accouchement, vers, articulation
Pterocarpus erinaceus		x			Maux de ventre, boutons, vers, démangeaisons
Diospyros mespiliformis	x	x			Toux, fièvre infantile boutons
Prosopis africana		x			Vers
Sida urens				x	Maux des yeux
Cochlospermum tinctorium			x	x	Maux de ventre, vers, conjonctivite
Nauclea latifolia		x			Maux de ventre, vomissements
Crossopteryx febrifuga		x	x		Maux de ventre

Source : Thiaw, Badiane, Niaga, 2020

Les travaux de Guèye, Akpo et Samb (2006) indiquent 72 espèces réparties dans 31 familles, communément utilisées dans la pharmacopée des malinké de Tomboronkoto, parmi lesquelles Caesalpiniaceae (12,5 %), Rubiaceae (11,1 %), Anacardiaceae,

Combretaceae et Fabaceae 8,3 % chacun et Euphorbiaceae (6,9 %) sont dominantes et représentent ensemble 55,4 % des espèces inventoriées.

En Basse-Casamance, les tradipraticiens constituent les acteurs majeurs de l'exploitation végétale à des fins médicinales (récolte feuilles, tige, racine, sève, etc.) car la pharmacopée se situe au deuxième rang des utilisations des produits forestiers et représente 20 % des services fournis par les écosystèmes forestiers. Cela montre l'importance de la biodiversité dans la santé populaire.

Diverses espèces végétales fournissent des produits médicaux pour le traitement de certaines pathologies.

Tableau 3 : Espèces végétales curatives en Basse-Casamance

Espèces	Pathologies traitées
Khaya senegalensis	Fièvres paludéennes
Spondias mombin	Maladies occulaires
Combretum micranthum	Toux, Bronchites
Cola cordifolia	Abcès
Dialium guineensis	Fatigue
Annona senegalensis	Diarrhées, Hémorroïdes
Carapa procera	Parasites intestinaux

Source : Source : Thiaw, Badiane, Niaga, 2020

L'étude de Diatta, Guèye, et Akpo (2013) a permis de recenser trente-six (36) espèces traditionnellement utilisées dans le traitement des dermatoses. Elles sont réparties en vingt-cinq familles et trente-six genres. Les espèces les plus sollicitées sont *Khaya senegalensis* (94,4 %), *Newbouldia laevis* (88,9 %), *Carapa spp* et *Solanum cerasiferum* (77,8 % chacune). Les feuilles sont les organes les plus utilisés avec 46 %, suivies des racines avec 21 %.

Dans d'autres zones, même au niveau de certains écosystèmes jugés fragiles et dégradés les enquêtes menées auprès des bergers de Windu Thiengoly ont permis d'inventorier 74 espèces réparties dans 32 familles botaniques. Les Leguminoseae (27 %) et les Combretaceae (10 %) interviennent dans le traitement de soixante-quinze pathologies.

Les actes thérapeutiques sont assujettis à différents préalables traduisant le niveau de perception de leurs causes, souvent considérées comme non naturelles, traitement ne portant pas seulement sur les espèces mais sur des sites (sacrés).

Intéressant dans l'ensemble ! Cependant, l'apport scientifique de l'auteur manque et donne l'impression d'une revue documentaire.

3.3. Rôle des plantes médicinales dans le contexte de la COVID-19

Le reproche fait à l'Organisation Mondiale de la Santé, sur le traitement de la COVID-19, constitue aujourd'hui un atout de la médecine traditionnelle dans la riposte actuelle contre celle-ci et le traitement des symptômes. La médecine traditionnelle dispose d'une large gamme de plantes traitant divers symptômes de la COVID-19 (toux, maux de gorge, fièvre, problèmes respiratoires).

Tableau 4 : Espèces végétales supposées traiter les symptômes de la COVID-19

Espèces	**Nom commun**	**Pathologies traitées**
Cassia occidentalis	Mbanté maré	Stérilité, les règles irrégulières, les hépatites, le paludisme, le rhumatisme
Azadirachta indica	Neem	Paludisme, otites, oreillons, toux
Artemisia annua	Armoise	Paludisme
Faidherbia albida	Kad	Paludisme, otites, oreillons, toux
Vernonia amygdalina	Ndolé/ Kongo bololo	Parasites intestinaux, malaria, maux de tête persistants

Source : Thiaw, Badiane, Niaga, 2020

Au Sénégal et dans plusieurs pays africains, certaines espèces, supposées traiter la COVID-19, sont recherchées par les populations. Par exemple *Cassia occidentalis* (Mbanté maré), utilisé pour traiter le paludisme est recommandé par les tradipraticiens. *Azadirachta indica* (Neem), *Artemisia annua*, *Faidherbia albida*, ayant des propriétés diurétiques, antipaludiques et utilisées contre les otites, les oreillons, la toux, figurent en bonne place parmi les plantes qui pourraient soigner la COVID-19. La plante appelée *ndolé*, *kongo bololo* a été vulgarisée dans certains pays notamment de l'Afrique centrale pour ses vertus dans le traitement de la malaria, des maux de tête persistants, etc., et pourrait être potentiellement utilisée pour traiter les symptômes de la COVID-19.

Les plantes citées sont bien connues des populations. Elles présentent ainsi une opportunité réelle de valorisation, face à l'absence de remèdes appropriés contre la COVID-19, du moins pour le moment, raison suffisante pour agir vite ou perdre définitivement ce potentiel phytothérapeutique.

4. Facteurs de fragilisation des écosystèmes naturels et les effets sur le potentiel de plantes à valeur médicinale

Le potentiel pharmacologique reste variable selon la diversité et la santé des écosystèmes qui sont vulnérables à différentes pressions. On note une vulnérabilité différenciée qui émane de caractéristiques propres aux zones éco-géographiques et territoires (conditions climatiques locales, activités anthropiques, gouvernance…).

4.1. Activités anthropiques destructrices

Les modalités et moyens d'accès aux ressources naturelles biologiques d'un pays influent de façon notable sur le statut de la biodiversité. Au Sénégal, les écosystèmes sont mis à rude épreuve et la diversité biologique se réduit. Les défrichements liés à l'agriculture, l'exploitation minière, la chasse, l'exploitation forestière, l'élevage, l'urbanisation…, constituent les facteurs majeurs du dépérissement des écosystèmes naturels. Les superficies couvertes par les feux de brousse sont estimées à 158.828 ha en 2018-2019 (CSE, 2019). Ce phénomène est remarquable dans les parties les plus boisées du pays (Sud et Sud-Est du Sénégal).

Carte 2 : Répartition des feux de brousse au Sénégal (CSE, 2019)

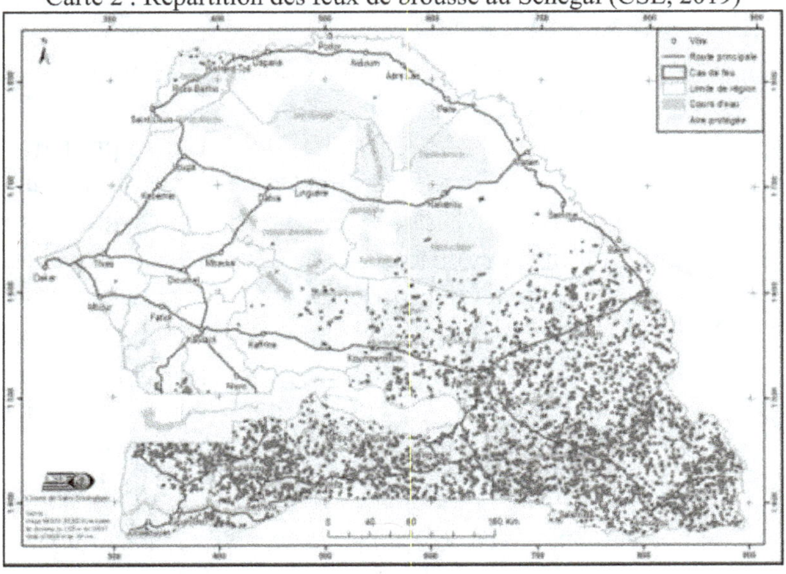

Les mauvaises pratiques de prélèvement des ressources végétales (écorçage, élagage, déterrage de racines…) sont également à l'origine de la dégradation des écosystèmes, notamment forestiers.

4.2. Erosion de la biodiversité et réduction du potentiel des plantes médicinales

L'érosion de la biodiversité est manifeste à travers la transformation et fragmentation des écosystèmes, la diminution raréfaction ou la disparition de certaines espèces. Les superficies forestières sont passées de 12,700 millions ha (1980), 9,348 millions ha (1990) à 8,273 millions d'hectares (FAO, 2015 in CSE 2015) avec des pertes moyennes annuelles de 40.000 ha. Les régressions sont plus importantes au Sénégal Oriental et au sud du pays (plus de 50 %) dans la zone des Niayes (57 %).

En Basse Casamance par exemple, une modification significative des unités de paysage est notée entre 1972 et 2014 (Sané, 2017). Certaines unités ont connu une augmentation (les zones d'habitation, les savanes, les forêts claires, les sols nus, etc.). D'autres unités sont plutôt marquées par une régression (les zones de cultures pluviales, les mangroves, les forêts denses, les forêts galerie, etc.). Les processus de dégradation de la couverture ligneuse sont assez avancés et s'accélèrent sous l'impact de la baisse pluviométrique compromettant la survie de l'écosystème forestier.

Ces modifications ont des répercussions sur le potentiel en plantes médicinales. Le développement que connaît le marché des produits à base de plantes provoque une pression énorme sur les ressources végétales. Une étude de Enda-Santé indique que la région dakaroise absorbe un volume probable de 357,535 tonnes/an de plantes médicinales. Certaines parties comme les racines de la plante sont particulièrement recherchées. Les espèces végétales dont les racines sont prélevées sont les plus vulnérables. Il s'agit de *Fagara, Securidaca*, *Detarium microcarpum*, *Tinospora bakis*, *Cissampelos cocculus*, *Gardenia*, *Cassia sieberiana*, etc.

5. Exposition des populations aux maladies zoonotiques

Les zoonoses regroupent un ensemble de maladies qui sont transmises d'un animal vertébré (sauvage ou domestique) à l'homme et vice versa. Les maladies zoonotiques sont d'origine alimentaire, hydrique ou vectorielle, ou se transmettent par contact direct avec des animaux, ou indirectement par des vecteurs passifs ou par contamination de l'environnement. La propagation des zoonoses s'effectue généralement à l'interface Homme-animal-environnement, où les personnes et les animaux interagissent dans un environnement commun. En 2010, Pike et al. ont défini 5 stades dans la transformation d'un virus animal en un virus humain (figure 1).

Figure 1 : Stades du passage d'un virus animal à un virus humain (Pike et al., 2010)

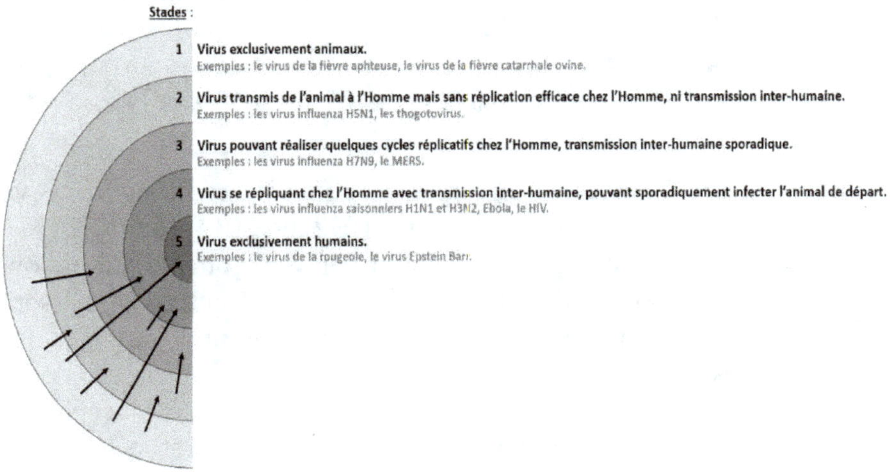

Selon Jones et al. (2008) environ 25 % des maladies infectieuses émergentes humaines sont causées par des virus. Cela correspond généralement à l'apparition d'un nouveau pathogène ou à la réapparition d'un pathogène après une période d'absence. Plusieurs scénarios peuvent se présenter, mais le passage d'un stade à l'autre nécessite des adaptations des génomes viraux. Domingo, (2010) souligne qu'on distingue trois grandes étapes : (1) introduction d'un agent pathogène viral dans une nouvelle espèce hôte, (2) établissement de l'agent pathogène dans le nouvel hôte, et (3) dissémination de l'agent pathogène parmi un grand nombre d'individus de la nouvelle espèce hôte, pour provoquer des épidémies ou des pandémies.

Figure 2 : Etapes et mécanismes de l'émergence virale chez l'Homme de virus issus du réservoir zoonotique ou humain

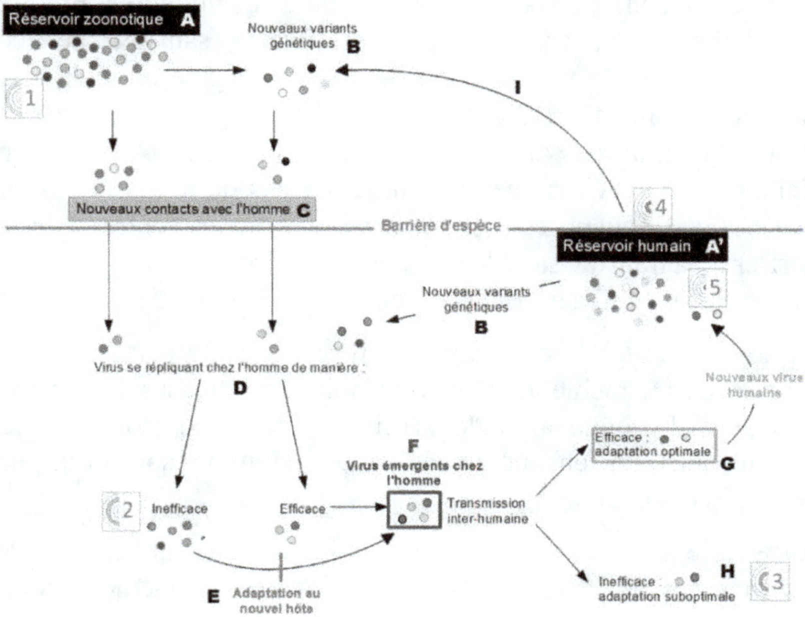

La mise en évidence du réservoir naturel d'un nouveau virus émergent est importante dans la compréhension de barrières d'espèces liées aux différences entre l'hôte initial et le nouvel hôte. Quand un virus franchit la barrière d'espèces, il est en mesure d'opérer des modifications génétiques lui permettant de s'adapter à son nouvel hôte. L'adaptabilité du génome viral a été répertoriée comme l'une des influences majeures qui déterminent l'émergence de maladies infectieuses (Domingo, 2010).

5.1. Problèmes sanitaires associes à la rupture de barrière

Les perturbations de l'environnement ont des conséquences indéniables sur la santé, tout simplement parce qu'elles modifient les paramètres des écosystèmes dans lesquels évoluent les pathogènes et leurs hôtes. Par conséquent l'apparition de maladies zoonotiques chez l'homme est généralement liée à la rupture de barrière d'espèce (Figure 2). Ces maladies sont transmises à l'homme de manière directe ou indirecte par l'intermédiaire d'une ou de plusieurs espèces hôtes. Leroy et al. (2005), donnent l'exemple du virus Ebola.

Cette situation provient de la perturbation des niches écologiques des espèces hôtes induisant un contact avec l'homme. Selon Wolfe et al. (2005), la déforestation par exemple favorise la proximité de l'homme avec les espèces animales sauvages qui peuvent être potentiellement porteurs d'agents pathogènes. Les habitudes alimentaires peuvent constituer des facteurs d'exposition de l'homme aux zoonoses. En effet la manipulation et la consommation de viande sauvage peuvent augmenter le risque de transmission de virus d'origine animale chez l'homme (Subramanian, 2012 et Betsem *et al.*, 2011). D'autres facteurs liés à la modification des aires de distribution des espèces expliquent aussi l'émergence de virus chez l'homme. Le cas de la migration des moustiques *Aedes aegypti* et *Aedes albopictus* vers les centres urbains qui favoriserait la transmission des virus Zika et virus Chikungunya chez les humains est assez illustratif. (Weaver & Forrester, 2015).

Il est admis que 60 % des maladies infectieuses humaines ont une origine animale. De même 75 % des maladies infectieuses émergentes humaines sont d'origine animale. Trois (3) des cinq (5) nouvelles maladies apparaissant chaque année chez l'Homme sont d'origine animale (Jones et al., 2008).

Il existe de ce fait des risques graves pour la santé publique et animale. D'autres menaces à l'interface Homme-animal-environnement, telles que la résistance aux antimicrobiens (RAM), perturbent la sécurité sanitaire des aliments, mais créent également des foyers zoonotiques et des zoonoses endémiques qui sont à craindre.

5.2 Agents pathogènes, potentielles sources de maladies zoonotiques dans la faune sauvage au Sénégal

Il existe très peu de recherches sur les pathologies de la faune sauvage au Sénégal. Cependant, il est reconnu que la faune sauvage fait l'objet de nombreuses menaces de contaminations, tout autant qu'elle peut constituer des réservoirs à virus et/ou des vecteurs de nombreuses maladies pour l'homme.

Il y a six maladies zoonotiques suivies au niveau de la faune sauvage. Il s'agit particulièrement de :

- l'influenza aviaire hautement pathogène (IAHP) ;
- la rage ;
- la fièvre de la vallée de Rift ;
- les maladies hémorragiques (Ebola, Marburg, Fièvre hémorragique Crimée Congo) ;
- l'anthrax ;
- la tuberculose bovine.

Les résultats de l'étude de cas réalisée dans la zone de Bandia permettent de porter une analyse spécifique au Sénégal. En effet, cette étude a concerné un échantillon de 874 animaux de la faune sauvage dont 358 chauves-souris, 253 primates non-humains, et 263 rongeurs. Il a été découvert 9 virus chez 32 animaux, dont 4 virus et 5 nouveaux virus. Les 04 virus détectés sont des Coronavirus connus ; il s'agit d'une souche de Coronavirus murin chez les rongeurs (une souris). Cette souche ne constitue pas de menace pour la santé humaine selon la littérature scientifique. Une souche de coronavirus 229E d'alphacoronavirus connu a été retrouvée chez les chauves-souris. Une souche de coronavirus, d'Hipposideros (Genbank FJ710047) chez 14 chauve-souris (Pipistrellus inexspectatus) et une souche du coronavirus connu chez la chauve-souris Eidolon, appelée betacoronavirus.

Cinq 5 nouveaux Paramyxovirus ont été découverts chez quatre (4) rongeurs. Il s'agit de PREDICT_PMV-167 et PREDICT_PMV-172 chez un rat. PREDICT_PMV-169 ; de PMV-173 chez une souris. Une autre variété de paramyxovirus (PREDICT_PMV-174) est également présente chez 5 chauves-souris (Pipistrellus inexspectatus). A ce jour, rien n'indique que ces virus ne représentent une menace pour la santé humaine.

6. Conclusion

L'émergence de la pandémie de la COVID-19 a donné l'occasion d'interroger les interactions entre l'environnement, l'animal et l'homme. Il résulte de cette réflexion que, quand les équilibres sont fragilisés, ils peuvent aboutir à des situations d'exposition à des maladies zoonotiques. Il est donc admis que la dégradation des écosystèmes reste un facteur de vulnérabilité sanitaire. L'environnement naturel peut ainsi être à la fois source d'agents pathogènes lorsque la barrière d'espèce est rompue et remède lorsqu'il offre les possibilités de soins face une crise sanitaire comme celle que l'humanité traverse actuellement.

Les leçons tirées de la pandémie de la COVID-19 et des pandémies passées prouvent que, en l'absence de remède efficace dans la médecine moderne, les populations notamment en Afrique ont recours à la médecine traditionnelle. Le caractère complexe et multidimensionnel de la médecine traditionnelle est l'utilisation de plantes médicinales. L'existence et l'efficacité de ces plantes pour la prise en charge des symptômes (toux, fièvre ; troubles respiratoires) fait que la médicine traditionnelle est sollicitée pour le traitement de la COVID-19. Le problème fondamental est l'évaluation de cette médecine pour une normalisation de son utilisation en service de santé publique, notamment dans les zones rurales, même si sur le plan institutionnel, des lenteurs sont notées (1966-1993- projet de loi en mai 2017).

Dans ce contexte, il faudra travailler davantage pour revaloriser la pharmacopée et favoriser la transmission des savoirs locaux. Il est également important d'identifier les plantes aux propriétés antivirales et normaliser la production de médicaments traditionnels pour un usage sécurisé et une plus large diffusion.

Dans un autre registre, on devrait veiller à maintenir de l'équilibre à l'interface Homme-Animal-Environnement, car la biodiversité est aussi un enjeu de santé et constitue un patrimoine mondial dont la préservation nécessite une collaboration large d'institutions comme le Programme des Nations Unies pour l'Environnement (PNUE), la Convention sur la diversité biologique (CDB).

Références bibliographiques

Badiane S. D., Mbaye E., Coly A., 2016, Contribution des forêts sacrées à la conservation des plantes médicinales en Casamance (Sénégal). *Revue Liens nouvelle série*, Faculté des Sciences et Technologies de l'Education et de la Formation / Université Cheikh Anta Diop de Dakar, numéro 22, p. 195-207.

Badiane S. D., Mbaye E., Coly A., Kane A., 2015, « Gnei-gnei » et pharmacopée. Leçons d'investigation sur le sacré et la biodiversité. *Revue Liens nouvelle série*, Faculté des Sciences et Technologies de l'Education et de la Formation / Université Cheikh Anta Diop de Dakar, numéro 20, p. 109-120.

Berhaut J., 1967, *La Flore illustrée du Sénégal*, Clairafrique, Dakar, 485 p. 269-270.

Betsem E., Rua R., Tortevoye P., Froment A. & Gessain, A., 2011, Frequent and recent human acquisition of simian foamy viruses through apes' bites in central Africa. *PLoS pathogens*, *7*(10), e1002306.

Centre de Suivi Ecologique, 2015, *Rapport sur l'état de l'environnement*, 199 p.

Centre de Suivi Ecologique, 2019, *Suivi des feux au Sénégal Rapport de campagne 2018-2019*, 21 p.

Dasylva B., 2001, *Contribution à l'étude de l'herboristerie traditionnelle sénégalaise : Inventaire des plantes médicinales vendues dans les marchés de Dakar et contrôle de qualité sur 170 échantillons*. Thèse de doctorat en pharmacie, Université Cheikh Anta Diop de Dakar. 144 p.

Diatta C. D., Guèye M., et Akpo L. E., 2013, Les plantes médicinales utilisées contre les dermatoses dans la pharmacopée Baïnounk de Djibonker, région de Ziguinchor (Sénégal). *Journal of Applied Biosciences* 70: 5599– 5607

Domingo E., 2010, Mechanisms of viral emergence. *Veterinary research*, 41(6), 38.

Farnsworth N. R., 1966, Biological and phytochemical screening of plants. *Journal of Pharmaceutical Sciences*, 55, 259-260. doi:10.1002/jps.2600550302

Faye E. et al., 2014, Dynamique de la flore et de la végétation des Niayes et du Bassin arachidier au Sénégal, Journal of Agriculture and Environment for International Development - JAEID -, 108 (2) p. 191-206.

Gerbaldi, p., 1974, Rôle de la faune sauvage dans la pathologie vétérinaire au Sénégal. LNERV, 27 p.

Grandcolas Ph. et Justine J-L., 2020, COVID-19 ou la pandémie d'une biodiversité maltraitée, The conservation, 6 p.

Guèye M., Akpo L. E. & Samb P. I, 2006, Etude ethnotaxonomique de quelques plantes de la pharmacopée des Malinkes de Tomboronkoto dans le Sénégal-Oriental (Région de Tambacounda). *Journal des Sciences et Technologies*, Vol. 4 n°2, pp. 43 – 51

Jones K. E. et al., 2008, Global trends in emerging infectious diseases. Nature451(7181):990–993.

Kerharo J. et Adam J-G., 1974, *La pharmacopée sénégalaise traditionnelle, plantes médicinales et toxiques*. Vigot Frères, Paris, Vol 1, 1012 p.

Khafagi I. K., Dewedar A., 2000, The efficiency of random versus ethno-directed research in the evaluation of Sinai medicinal plants for bioactive compounds. *Journal of Ethnopharmacology*, 71 pp. 365-376

Kilpatrick, A. M. et Randolph S. E., 2012, Drivers, dynamics, and control of emerging vector bornezoonotic diseases. The Lancet 380:1946–1955.

Koné M., 1991, les maladies de la faune sauvage au Sénégal. De quelques aspects zoo-sanitaires et économiques, PATHO. INFW/LNERV, 43 p.

Lambin E. et al., 2010, Pathogenic landscapes: Interactions between land, people, disease vectors, and their animal hosts. International Journal of Health Geographics 9:54. DOI: 10.1186/1476-072X-9-54

Leroy E. M., Kumulungui B., Pourrut X., Rouquet P., Hassanin A., Yaba P. 1 Swanepoel, R., 2005, Fruit bats as reservoirs of Ebola virus. *Nature*, *438*(7068), 575–6.

Ministère de l'Environnement et du Développement Durable (MEDD), 2015, Strategie nationale et plan national d'actions pour la biodiversite, 89 p.

Ministère de l'Environnement et du Développement Durable (MEDD), 2010, Quatrème rapport national sur la mise en œuvre de la convention sur la diversité biologique, 132 p.

Morse S. S. et al., 2012, Prediction and prevention of the next pandemic zoonosis. The Lancet 380:1956–1965

Pike B. L., Saylors K. E., Fair J. N., Lebreton M., Tamoufe U., Djoko C. F. & Wolfe N. D., 2010, The origin and prevention of pandemics. *Clinical infectious diseases: an official publication of the Infectious Diseases Society of America*, *50* (12), 1636–40.

Sané T., 2017, *Vulnérabilité et adaptabilité des systèmes agraires à la variabilité climatique et aux changements sociaux en Basse-Casamance (Sud-Ouest du Sénégal)*. Géographie. Université Sorbonne Paris Cité ; Université Cheikh Anta Diop de Dakar, 277 p.

Subramanian M., 2012, Zoonotic disease risk and the bushmeat trade: assessing awareness among hunters and traders in Sierra Leone. *EcoHealth*, *9*(4), 471–82.

Thiaw D. 2002, *Identification, utilisation et valorisation des ressources végétales dans la C.R de Tomboronkoto*. Thèse de doctorat de troisième Cycle, UCAD/FLSH /Département de Géographie, 333 p.

Trochain J., 1940, Contribution à l'étude de la végétation du Sénégal. IFAN, 433 p.

Weaver S. C., Forrester N. L., 2015, Chikungunya: Evolutionary history and recent epidemic spread. Antiviral Research, 120, 32-39.

Wolfe N. D., Daszak P., Kilpatrick A. M. & Burke D. S., 2005, Bushmeat hunting, deforestation, and prediction of zoonoses emergence. Emerging infectious diseases, 11(12), 1822–7.

5. DE L'INSTRUMENTALISATION D'UNE EPIDEMIE A LA FIN DE LA SEGREGATION SOCIO-SPATIALE A DAKAR : CAS DE LA MEDINA

Ibrahima NDIAYE, Souleymane DIA

Enseignants-chercheurs, Département Aménagement du territoire, Environnement et Gestion urbaine (ATEGU) de l'École supérieure d'Économie appliquée (ESEA), Université Cheikh Anta Diop de Dakar

Résumé

Cet article part du contexte de la pandémie de la COVID-19, qui secoue le monde depuis la fin de l'année 2019, pour questionner l'instrumentalisation des crises sanitaires par les autorités publiques pour atteindre leurs objectifs. La méthodologie utilisée est bâtie sur l'approche géohistorique, qui constitue une méthode d'analyse régressive dont le mode opératoire est l'ancrage des faits géographiques dans leurs racines historiques. Il s'agit de montrer comment l'épidémie de peste apparue à Dakar en 1914 a été instrumentalisée par l'administration coloniale pour réaliser son projet de séparation des communautés en mettant en œuvre une dynamique ségrégative opposant le Plateau, ville européenne, et la Médina, quartier indigène. Au terme d'un processus assez complexe, la ville indigène d'autrefois se distingue aujourd'hui par une mixité sociale et fonctionnelle qui l'ont rapprochée de la ville européenne.

Mots-clés : COVID-19, instrumentalisation, ségrégation, Médina, épidémie, peste

From the Instrumentalization of an Epidemic to the End of the Socio-spatial Segregation in Dakar: the Case of Medina

Abstract

This article starts from the context of the COVID-19 pandemic, which has been shaking the world since late 2019, to question the use of health crises by public authorities to achieve their objectives. The methodology used is based on the geohistorical approach, which is a regressive analysis method whose modus operandi is the anchoring of geographical facts in their historical roots. It is a question of showing how the plague epidemic that appeared in Dakar in 1914 was instrumentalized by the colonial administration to realize its project of separation of communities by implementing a dynamic of segregation opposing Plateau, European city, and Medina, indigenous neighborhood. At the end of a rather complex process, the indigenous city of the past is today distinguished by a social and functional mix that brought it closer to the European city.

Keywords: COVID-19, Instrumentalization, Segregation, Medina, Epidemic, Plague

1. Introduction

Pour certains, la pandémie du coronavirus pourrait être instrumentalisée par des acteurs afin de poursuivre des objectifs non avoués. Une telle pratique est loin d'être nouvelle. A titre d'exemples, lors de l'épidémie de choléra de 1869, au Sénégal, les autorités coloniales ont pris comme prétexte l'afflux des populations auprès de chefs religieux à la recherche de protection contre la maladie pour attaquer des centres religieux accusés de subversion.[9] L'épidémie de peste de 1914 fut un autre prétexte pour expérimenter à Dakar le projet colonial de ségrégation spatiale. Elle a eu pour cadre la Médina, située dans la tête de la presqu'île, au Nord du Plateau. Fondé au début du vingtième siècle, ce quartier est intimement lié à l'histoire urbaine de Dakar.

Figure 1 : Carte de localisation de la Médina

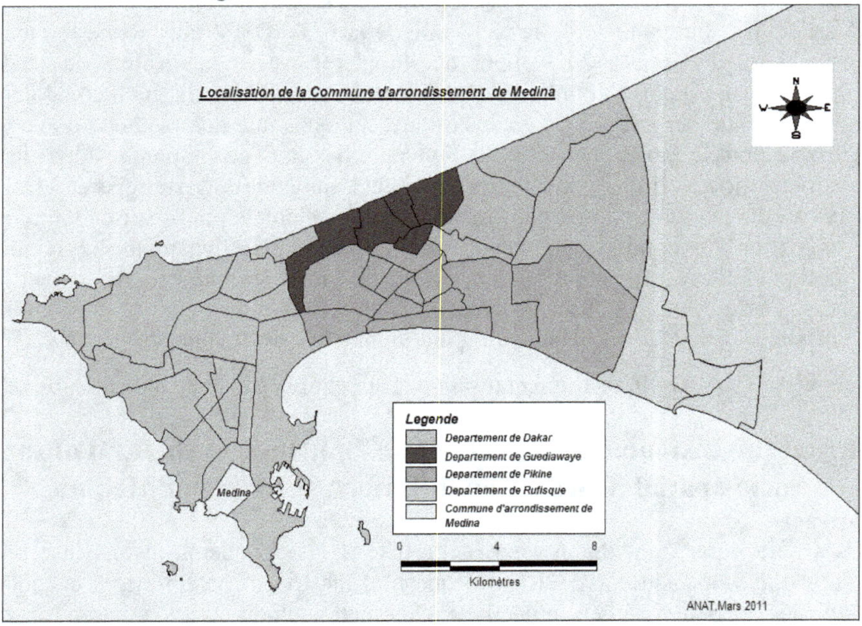

Sa fondation est le produit d'une vision ségrégationniste qui a profité du contexte de cette épidémie pour l'instrumentaliser afin de se concrétiser. L'« instrumentalisation» peut être définie comme la manipulation de ressources données en vue d'atteindre un objectif précis (Diallo, 2013). Le verbe « instrumentaliser » renvoie à l'idée de considérer quelqu'un ou quelque chose comme un instrument en vue d'obtenir un résultat (Kaminski et al, 2001). La pandémie de la COVID-19 fait des ravages dans le monde depuis la fin de l'année 2019. Pour

[9] Ce fut le cas de Cheikhou Ahmadou Ba de Wuro Madyu dont le village fut détruit le 28 juin 1869 par le capitaine de frégate Vallon sur ordre du gouverneur Pinet Laprade.

beaucoup, cette pandémie est instrumentalisée par certains acteurs pour atteindre des objectifs non avoués[10].

La ségrégation est le résultat d'une action de séparation. Elle est une « forme plus ou moins institutionnalisée de la distance sociale qui se traduit par une séparation dans l'espace » (Fijalkow, 2002, p. 53). La ségrégation n'est pas un phénomène nouveau. Déjà au XIXe les classes dominantes, souhaitant des villes socialement homogènes, reléguaient les classes laborieuses jugées dangereuses et porteuses de maladies, dans des espaces périphériques.

Dans la tyrannie des petites décisions, Thomas Schelling, cité par Grafmeyer et Authier (2008) propose de distinguer trois processus essentiels de la ségrégation. Le premier découle d'une action volontaire et réfléchie visant implicitement ou explicitement la séparation physique entre diverses catégories de populations. La création de la Médina à Dakar est un exemple illustratif.

Le second est plus lié aux inégalités produites par la différenciation sociale, indépendamment de toute intentionnalité. Ce processus, lié à la situation économique des ménages, peut aboutir à une séparation entre les pauvres et les riches, les moins instruits des plus instruits, etc. Le troisième processus concerne les acteurs, dont le jeu combiné des critères de choix résidentiels, aboutit à des situations ségrégatives sans que cela soit un objectif recherché. La ségrégation « apparaît à la fois comme un fait social de mise à distance et une séparation physique » (Grafmeyer et Authier, 2008, p. 40). Elle peut être aussi conçue comme une séparation spatiale de différents groupes du fait des inégalités sociales, culturelles ou ethniques (Lacour, 2005).

En raison de son importance politique et économique, Dakar sera un espace d'expérimentation de politiques et projets coloniaux. La ville a traversé différentes phases dans son développement : d'abord cité symbole de la traite négrière avec l'île de Gorée, ensuite pôle de colonisation, en étant la capitale de l'Afrique occidentale Française (AOF) et aujourd'hui principale métropole du Sénégal. Les colons se

[10] Un petit tour d'horizon des titrailles la presse en ligne montre cette crainte : « Contrôle social : l'instrumentalisation du COVID-19 à la mode de Pékin »
« Coronavirus: la grande instrumentalisation idéologique »
« COVID-19 : l'OIM craint une instrumentalisation de la crise contre les migrants »
« Togo : la société civile face à l'instrumentalisation de la crise sanitaire »
« L'art d'instrumentaliser la Covid »

sont d'abord installés à Gorée et ne voulaient pas cohabiter avec la population indigène. Les autorités coloniales craignaient de s'installer sur la terre sénégalaise, qui était une « terre de fièvre et de barbarie » (Sinou, 1985). La démographie galopante sur la petite île de Gorée, qui devenait de plus en plus étroite, a poussé le capitaine de vaisseau Protet à fonder la ville en 1857. Pétuaud (2010) identifie deux modalités de création d'une ville. Elle peut être spontanée lorsque sur un site particulier, un peuple nomade décide de se fixer car le lieu est propice au développement d'activités lucratives, dans un environnement apte à les nourrir en permanence. C'est dans un tel contexte que les lébous se sont installés dans la région de Dakar. La création de la ville peut découler d'une décision politique qui l'impose. La forme préexiste dans le choix du décideur et un plan rationnel, théorique est imposé à l'espace et aux hommes. Cette deuxième modalité est caractéristique de la fondation de la ville de Dakar par le colonisateur.

L'installation effective des colons sur le continent s'est heurtée à des obstacles. Le foncier a toujours constitué une pomme de discorde entre les colonisateurs et les populations autochtones. Les indigènes ont fait usage de leurs droits précoloniaux sur les terres et des droits politiques acquis sous la colonisation pour s'opposer à l'accaparement des terres par les colons. Ils prétendaient conserver la propriété entière de la terre même après l'occupation de la presqu'île par les Français.

Cette question foncière a été une source de tension et de désorganisation urbaine (Moyo, Tsikata et Diop, 2015). Dès 1862, des études entamées auparavant pour planifier l'urbanisation de Dakar ont été achevées par Pinet Laprade à l'époque directeur des Ponts- et-Chaussées (Pasquier, 1960). Le document a été adopté le 1er juillet 1862 pour devenir le plan directeur de la tête de la presqu'île. En introduisant de l'ordre dans les constructions existantes et en édictant des mesures de salubrité, il jetait déjà les bases d'une politique de contrôle foncier. La Medina est une suite logique de ce processus de création de la ville de Dakar basé sur la séparation entre colonisateurs et indigènes. L'épidémie de 1914 en a donné l'opportunité. L'objet de cet article est de montrer que l'épidémie de peste de 1914 a été instrumentalisée par les colonisateurs pour atteindre leur dessein ségrégationniste et que l'urbanisation de la Médina s'est faite en effaçant au fil du temps les stigmates du projet ségrégationniste, au profit d'une mixité à la fois sociale et fonctionnelle qui l'a rapprochée progressivement de la ville européenne.

La méthodologie est bâtie sur l'approche géohistorique, méthode d'analyse régressive dont le mode opératoire est l'ancrage des faits géographiques dans leurs racines historiques. Elle investit les héritages pour nourrir l'analyse géographique. La géohistoire comporte ainsi deux démarches imbriquées et itératives. La première fondamentalement qualitative, s'appuie sur l'exploitation de travaux historiques et de travaux de géographie suffisamment anciens pour avoir désormais un contenu historique, afin de reconstruire la trajectoire urbaine de la Médina. Le tableau 1 présente les principaux ouvrages ayant servi de matériau à cette revue.

Tableau 1 : Production historique et géographique sur la Médina

Auteurs	**Année**	**Objets étudiés**
Niane	1990	Organisation spatiale du commerce de détail
Sakho	1985	Problématique de la rénovation urbaine
Seck	1970	Etude exhaustive de Dakar
Sène	2010	Mutations spatiales et socioéconomiques
Diop	1996	Etude du problème foncier dans le centre-ville dakarois
MBengue	2002	Etude sociologique du phénomène de location
Dioum	2007	Changement vocationnel d'un quartier sous intégré

La seconde dimension méthodologique de la géohistoire est l'approche empirique classique. Elle a permis de mesurer l'aboutissement actuel de la trajectoire urbaine de la Médina. Elle a consisté à interroger un échantillon représentatif de 278 ménages[11], 51 artisans et autant de commerçants répartis, après pondération, dans les six quartiers traditionnels représentatifs de la Médina. Les investigations ont été menées à l'aide de deux questionnaires. Le premier, destiné aux ménages, est structuré autour de quatre rubriques : le profil sociodémographique, l'habitat, les activités socioéconomiques et le cadre de vie. Le second questionnaire, destiné aux artisans et

[11] La taille de l'échantillon a été choisie en appliquant la formule de Bernoulli avec une marge d'erreur de 5 %. Les ménages ont été choisis suivant un pas de sondage de 3, ce qui permet une bonne dispersion et représentativité spatiale.

commerçants, est organisé autour du profil social et de l'activité. Les informations quantitatives tirées des questionnaires ont été croisées avec des données qualitatives recueillies à partir d'enquêtes auprès des administrations (Direction de l'Aménagement Urbain, Commune de la Médina…) par le biais de guides d'entretien.

Cette méthodologie a permis d'aboutir à des résultats structurés en deux parties. La première est une mise en perspective montrant comment, à partir d'une gestion foncière chaotique, est né un projet colonial ségrégationniste qui a tenté d'instrumentaliser la peste de 1914 afin de se concrétiser. La seconde partie aborde les dynamiques de construction de la mixité qui ont progressivement effacé les stigmates de la ségrégation. Elle revient notamment sur les facteurs à l'origine de cette dynamique, comme par exemple, l'extinction de la prééminence lébou, la recomposition sociale, la mixité fonctionnelle et l'émergence d'une nouvelle centralité.

2. La ségrégation, un projet colonial qui a instrumentalisé la peste de 1914

L'occupation coloniale a, d'emblée, ouvert un conflit foncier né de conceptions radicalement opposées sur le rapport à la terre. Cela a entrainé, au fil des ans et du renforcement de la présence coloniale, une gestion foncière heurtée que les européens ont tenté de rationaliser par des stratégies diverses parmi lesquelles la ségrégation.

2.1 Mise en perspective : une gestion foncière chaotique

Bien avant l'occupation de la presqu'île du Cap Vert des traités[12] avaient été établis entre les colonisateurs et le Damel du Kayor[13]. (Pezeril, 2009). Ces traités établissaient le droit de la France sur ces terres. Les lébous ont contesté la validité de ces traités en considérant qu'ils étaient rédigés dans une langue qu'ils ne maîtrisaient pas et que les concessions du Damel n'avaient pas de valeur à leurs yeux du fait que son autorité était affaiblie dans la région[14]. Les lébous considéraient que leurs droits coutumiers étaient réels et ne pouvaient faire l'objet de

[12] « *Le cap Vert et les terres voisines, depuis la pointe des deux mamelles jusqu'au Cap Bernard, furent cédés en toute propriété à la France par deux traités en 1763 et 1765 entre le roi du Cayor et le Gouverneur du Sénégal* » Colonel Julien Schmaltz chargé de réoccuper le Sénégal cité par Seck (1970 : 275)

[13] Titre porté par les rois du Kayor.

[14] Les lébous considéraient que la lutte qu'ils ont menée contre le Damel a abouti à l'indépendance de la presqu'île.

contestation. Le régime des terres dans la presqu'île, avant l'occupation des Français, se distinguait de celui du Cayor. Dans le royaume du Cayor, la terre était une propriété du roi, qui pouvait en disposer comme il le souhaitait, alors que dans l'«Etat lébou», la terre était un bien collectif, qui appartenait à toute la communauté. La terre était distribuée aux familles, qui jouissaient ainsi d'un droit de propriété (Seck, 1970).

Dans la tradition négro-africaine, la terre est sacrée et ne peut faire l'objet d'une appropriation personnelle. Elle constitue le cordon ombilical des lignages et un moyen de subsistance. La possession découle du premier occupant par droit de feu ou de hache. Le droit du premier occupant était respecté par tous et la gestion de la terre était assurée par un lamane ou maître de la terre. Le colonisateur modifiera ce système de gestion foncière traditionnelle en introduisant la notion de la propriété individuelle.

Ainsi, les indigènes devaient renoncer à leur droit coutumier pour adhérer au nouveau système matérialisé par un titre administratif octroyé par les autorités coloniales. Pour les colons la substitution de l'Etat colonial à l'« Etat lébou » devrait aussi se traduire par une appropriation des terres, qui sont de facto versées dans le domaine de l'Etat. Les autorités coloniales avaient mis en place trois régimes de publicité des droits fonciers : le régime du code civil fondé sur la transcription des actes juridiques introduit par le Code Civil en 1830, le régime de l'immatriculation foncière avec les décrets du 24 Juillet 1906 abrogé et remplacé par le décret du 26 Juillet 1932 portant réorganisation du régime de la propriété foncière et le régime de la constatation des droits coutumiers institué par les décrets n° 55-580 du 20 Mai 1955 et n° 56-704 du 10 Juillet 1956.

Les populations autochtones n'ont jamais adhéré à ce nouveau système. Cette situation conflictuelle va aboutir à des pourparlers entre les deux communautés. C'est ainsi que la plupart des installations coloniales se sont effectuées par achat de terrains aux lébous, soit dans le cadre de transaction à caractère privé ou d'expropriation. Ces achats de terres se sont accrus après la deuxième guerre mondiale lorsqu'il s'est agi de construire certains équipements comme l'aéroport. L'emprise de ces équipements, situés sur des terres de cultures, a été achetée par l'autorité coloniale, qui reconnaissait tacitement le droit coutumier traditionnel (Seck, 1970). Cette situation, qui augmentait très sensiblement le coût des installations, a eu des effets de freinage dans l'organisation urbaine de Dakar. Les achats de terrain ont augmenté le coût des installations dans des proportions notables ; ensuite les négociations d'achat ont parfois considérablement ralenti les travaux. Voyant que cette stratégie d'accaparement des terres ne pouvait prospérer, le colonisateur a mis en place une autre stratégie légitimée par les règles d'urbanisme et d'hygiène.

La mixité démographique et raciale au sein de la zone du Plateau a constamment été mal vécue par les colons qui ont toujours nourri le dessein de séparer les colonisateurs des populations autochtones. Plusieurs rapports proposaient cette séparation explicitement, mais le colonisateur était limité par les droits politiques des colonisés et leurs droits sur les terres.

Lors de l'épidémie de fièvre jaune de 1900-1901, un rapport des établissements Hersent cité par Seck (1970) attirait l'attention sur les méfaits de la proximité des occupations autochtones en ces termes :

> Les indigènes habitent en grand nombre tout autour de la colonie européenne, n'ayant aucune pratique d'hygiène, il en résulte que l'air est constamment imprégné de germes insalubres, émanant de leurs déjections, ainsi que d'odeurs fétides désagréables qui se développent avec la chaleur.

Selon M'Bokolo (1982), plusieurs manuels d'hygiène coloniale, pour des raisons sanitaires défendaient l'idée ségrégationniste. Certains médecins essayaient même de lui donner une caution scientifique :

> Les villages indigènes constituent un danger permanent pour les européens, en raison des nombreuses maladies transmissibles (...). Aussi ne peut-on que conseiller d'édifier les habitations européennes à une certaine distance des regroupements indigènes » (M'Bokolo, 1982).

Cette idée n'était pas nouvelle, les notions de «salubrité» et «d'hygiène publique» ont été instrumentalisées pour justifier la destruction des quartiers populaires et la réalisation des grandes avenues dans les villes européennes au XIXe siècle. Cette même théorie hygiéniste a été appliquée par les colons dans les villes africaines pour légitimer scientifiquement la ségrégation socio-spatiale.

A Dakar, la coexistence a souvent été heurtée entre les communautés françaises et autochtones aux cultures spécifiques et aux intérêts divergents. Les colons considéraient le déplacement des populations et la séparation des communautés comme le seul moyen de contrôler la zone stratégique du Plateau et d'organiser à partir de là le projet de colonisation (Seck, 1970). L'instrumentalisation de la peste en 1914 participe de cette volonté politique.

2.2 De l'instrumentalisation de l'épidémie à la ségrégation urbaine

Soucieuses de réaliser cette séparation des communautés, les autorités coloniales ont construit une stratégie judiciaire fondée sur un arsenal de lois et règlements relatifs aux pratiques foncières et urbanistiques. Elle s'est déroulée en plusieurs étapes. La première a consisté à édicter des règles d'hygiène et d'urbanisme coercitives. En 1905 le lieutenant-Gouverneur du Sénégal institua l'obligation d'une autorisation de construire à Dakar et interdisait aussi l'utilisation de matériaux légers tels que banco, paillotes, cartons, etc. Il est clair que cette mesure visait principalement les habitations indigènes, dont la plupart étaient construites avec des matériaux précaires. Cette stratégie était peu efficace. Certains indigènes, disposant de moyens, parvenaient ainsi à respecter ces règles et donc à rester dans la zone du Plateau.

La deuxième étape, plus radicale fut de créer une « ville indigène » en s'inspirant de l'expérience de Brazzaville (Thiam, 1988)[15]. En effet, avec cette épidémie, il y eut une volonté manifeste des autorités coloniales de séparer nettement les deux communautés :

> Il ne s'agissait de rien d'autre que de profiter des mesures sanitaires rendues nécessaires par l'épidémie pour séparer définitivement la ville noire de la ville européenne par une zone neutre grevée de servitude » (Seck, 1970).

L'épidémie de peste qui se déclenche en 1914 va servir de prétexte au dessein colonial. L'arrêté n°1467 du 19 Septembre 1914, signé par le gouverneur William Ponty, concrétise le projet colonial. Dans le Plateau, les maisons des personnes contaminées sont totalement détruites par le feu en respect des principes d'hygiénisme malgré une forte résistance des populations. Au total 641 cases et 953 paillottes sont démolies (Bini, 2013). Une bonne partie de la population autochtone est déplacée vers Tilène[16], qui était une vaste plaine marécageuse située au nord-ouest du Plateau. Le site, occupé par les champs, fut d'abord asséché et ensuite loti selon un plan en damier. Chaque îlot était divisé en 14 lots de 300 m² (Sakho, 1985). Le terrain choisi était sablonneux,

---

[15]Thiam K.(1988) explique qu'en Brazzaville les colons avaient séparé la population indigène et européenne et malgré quelques résistances, le projet a finalement porté ses fruits et a servi de modèle pour les autres colonies.

[16] Selon un article que nous avons retrouvé aux archives nationales (11d1-1284) Tilène était un site provisoire (le temps d'éradiquer le mal) car étant une zone non aedificandi.

enfoncé et sujet aux inondations et sans système d'égout, ni adduction d'eau potable, ni installation d'électricité, ni de routes.

Figure 2 : Délocalisation des villages lébou en 1914

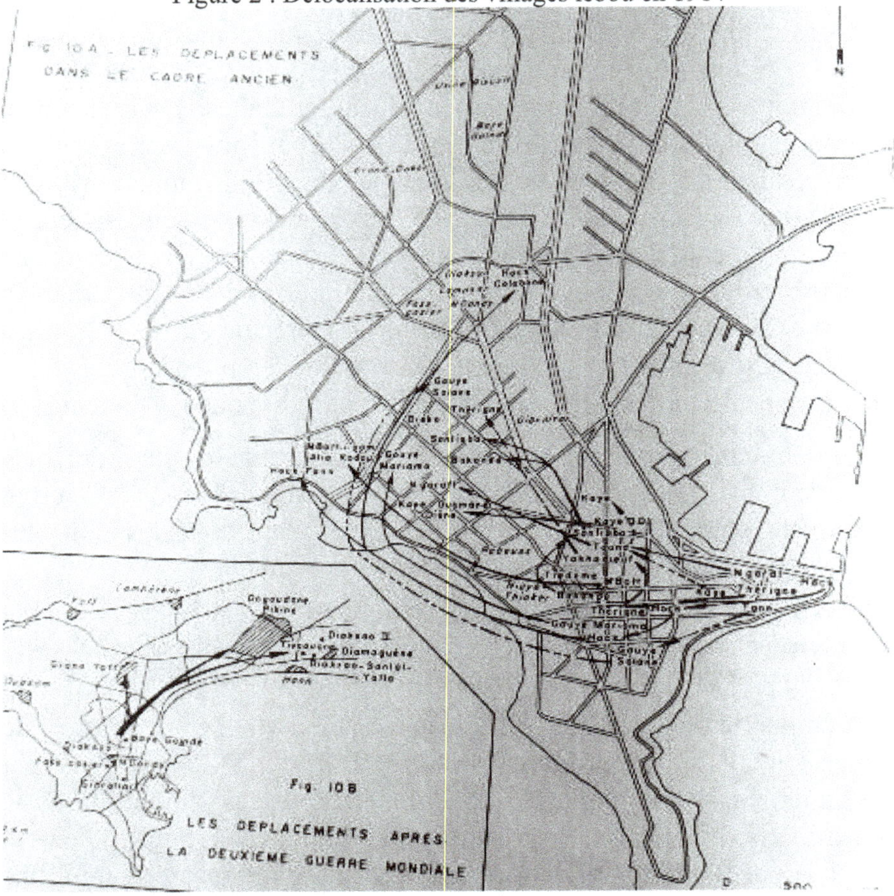

Source : Seck, 1970

L'occupation du nouveau site s'est faite en respectant la disposition des villages d'origine afin de garder une certaine proximité entre habitants d'un même village. Sur le nouveau site les villages sont remplacés par les pinths[17] au nombre de six premiers : Santhiaba, Ngaraaf, Kaye Ousmane Diène, Diecko, Thieurigne, Mbakeunda. Cette

[17] Pinth est un vocable wolof utilisé pour désigner une place publique où se rencontrent les sages de la localité en vue de débattre des faits sociaux ou de s'adonner à leurs jeux habituels. C'est comme l'Agora chez les grecs. Pinth peut désigner également comme c'est le cas dans cette étude un territoire avec un lieu précis (les mosquées) qui polarise l'espace. L'échelle de l'espace est comparable à celle des quartiers.

dénomination reste vive dans le vécu de certaines populations locales. Le nouveau quartier indigène ainsi créé n'avait d'urbain que son plan en damier. Pour le reste, il s'agissait d'une juxtaposition d'habitations précaires sans comparaison possible avec le Plateau (photo 1).

Photo 1 : Images de ségrégation urbaine

Village de la Médina au début du XXe siècle — Boulevard Pinet Laprade dans le Plateau à la même époque

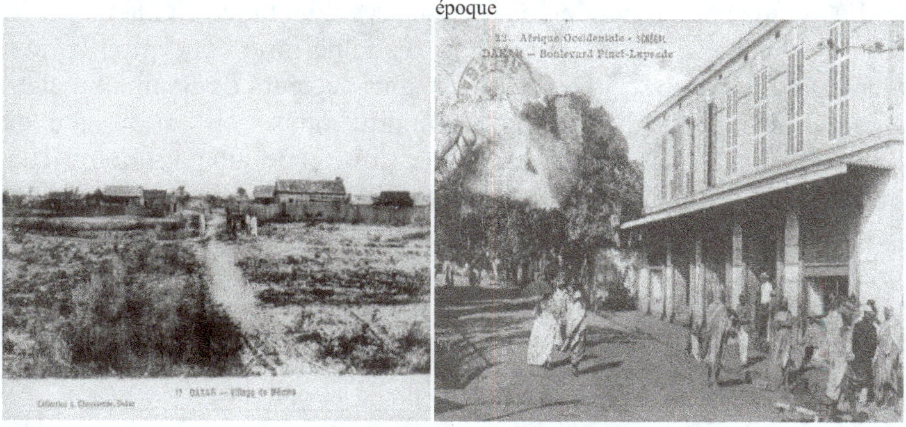

Sources : Collection A. Chaussende

3. Dynamiques de mixité ou l'effacement des stigmates de la ségrégation

La fondation de la première ville indigène a donné aux autochtones la possibilité de mieux affirmer leurs pratiques culturelles rendues aisées par une composition ethnique presque homogène. Les lébous, premiers habitants de la zone ont imprimé leur identité à l'espace. Mais assez rapidement, vont émerger des dynamiques urbaines et démographiques qui vont remettre en question la ségrégation. Il s'agit notamment du recul de l'hégémonie lébou, de la construction progressive d'une mixité à la fois sociale et fonctionnelle, ainsi que de l'émergence de certains attributs de centralité.

3.1. La recomposition ethnique : recul de la prééminence lébou et cosmopolitisme

A sa création, la Médina était un espace démographique homogène habité presqu'exclusivement par les Lébous. L'implantation des migrants, notamment Soninké et Peul, pendant les années trente et quarante, a ouvert l'ère de la diversification. Elle s'est poursuivie avec le développement de l'espace urbain dakarois. L'étude de Sène (2010) dans le sous-secteur de Diécko a montré que les Lébous étaient toujours dominants avec 33,8 %. Les Wolofs (29,1 %) étaient la seconde ethnie dominante, suivis des Maures (15 %). Le retrait des premiers attributaires de parcelles se fait au profit des ethnies non lébou. La figure 1 montre que cette tendance au cosmopolitisme s'est renforcée, marquée par un recul des Lébous et une montée en puissance des Wolofs et des Peuls.

Les Peuls sont généralement originaires de Guinée Conakry. Ils se sont dispersés dans toute la Médina avec une forte concentration aux alentours du marché Tilène, dans les sous-secteurs de Santhiaba et de Ngaraaf. Avec cette diversification ethnique nous assistons au recul de l'ethnie lébou, de ses croyances, de sa culture et de son patrimoine dans la zone. Les pinths symboles d'une société vivante disparaissent et en lieu et place subsistent des mosquées et des écoles coraniques fréquentées par des personnes aux origines diverses. Ces personnes récemment installées à la Médina dans leur grande majorité modifient l'architecture et la morphologie des quartiers.

Figure 1 : Structure ethnique de la population

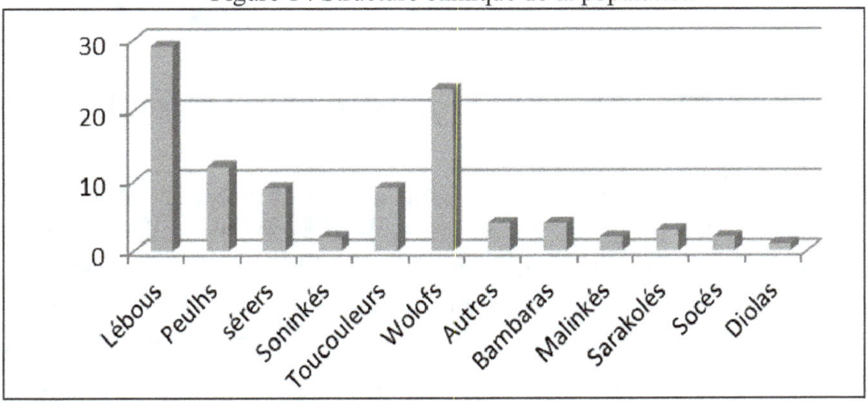

Dia, 2015

Ce mouvement historique de recomposition ethnique trouve son explication, fondamentalement, dans la proximité de la Médina avec le centre d'affaires et dans l'existence d'un marché locatif resté pendant longtemps accessible, tant que l'habitat était précaire et donc de faible valeur locative.

> « Les investissements soninkés (...) qui vivent en France ont acheté beaucoup de concessions traditionnelles. Ils les ont transformés en immeubles à plusieurs étages qu'ils louent. La demande est très forte ». (GRDR, 2014)

> (…) Médina à Dakar où les propriétaires s'investissement considérablement dans le locatif du fait de sa proximité avec Dakar-Plateau (le centre administratif, commercial et d'activités tertiaires). (ONU-Habitat, 2012)

Phénomène marquant dans l'histoire démographique de la Médina, la diversification ethnique et le cosmopolitisme sont aussi des facteurs de remise en question de la ségrégation car certaines ethnies qui investissent la ville indigène y introduisent progressivement de nouvelles fonctions. C'est le cas, par exemple, des Bambaras et Sarakolés, émigrés de la première génération en France qui investissent fortement dans la modernisation de l'habitat et dans les activités commerciales. Ils ont ainsi contribué à la construction d'une mixité qui sera décisive dans l'effacement de la ségrégation spatiale.

3.2. La mixité sociale : bouleversement de la structure sociale ou recomposition ?

A ses débuts et pendant une bonne partie de la période coloniale, la Médina est habitée par ce que Faye et Thioub (2003) appellent « la classe dangereuse qui peuple les taudis de Dakar ». Accusés d'être peu respectueux des règles d'hygiène, les habitants du nouveau quartier sont des populations reproduisant un mode de vie rural et attachées par atavisme au mode de vie ancestral. Dans les années trente et quarante, cette précarité est tempérée par l'implantation de populations émigrées. Il s'agissait en fait des auxiliaires Africains de l'administration coloniale, des employés de maisons de commerce, des ouvriers et manœuvres de la compagnie de charbonnage et de la ligne des chemins de fer Dakar Saint-Louis.

La structure socioprofessionnelle est dominée nettement par deux catégories, les commerçants, majoritaires (28 %) et les artisans (22 %). Les autres professions se retrouvent globalement dans les mêmes proportions (figure 2).

Figure 2 : Répartition des chefs de ménage selon les catégories socioprofessionnelles

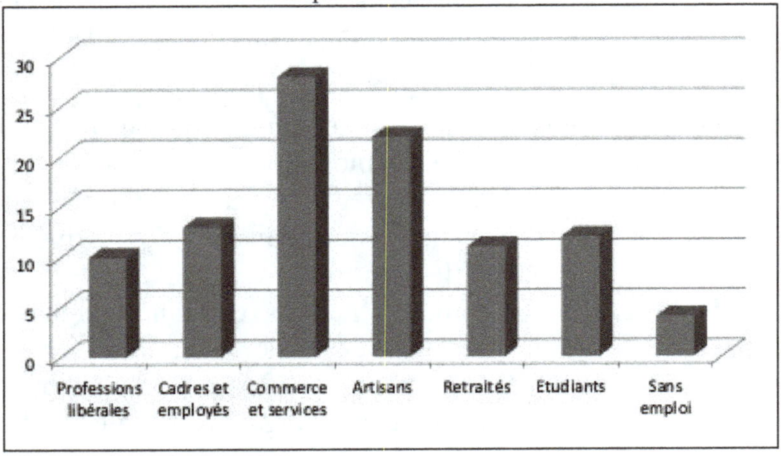

Dia, 2015

C'est dans cette mixité des acteurs que réside une spécificité qui nuance la transformation des structures sociales. Les professions libérales, les cadres et les employés appartiennent à la classe moyenne, avec des revenus supérieurs à 200 000 F CFA par mois. A l'autre extrême, des commerçants et artisans indigents survivent avec des revenus inférieurs à 100 000 F CFA par mois.

Dans la Médina, existe donc une transformation de la structure sociale, mais il n'est pas observé, à une échelle significative, d'éviction des classes populaires. Les commerçants et artisans indigents, mais aussi les retraités (11 %), les étudiants (12 %), les sans-emplois (4 %) représentent assez fortement les classes populaires. C'est dire donc que la transformation de la structure sociale va dans le sens d'une mixité et non dans celui d'un nivellement par le haut par l'exclusion des pauvres. En fait, Il s'agit davantage d'une recomposition que d'un bouleversement de la structure sociale.

3.3. Une mixité fonctionnelle portée par la modernisation de l'habitat

A côté de la mixité sociale, il s'agit d'un autre facteur déterminant des dynamiques urbaines à la Médina. Les mutations profondes dans la typologie et la morphologie de l'habitat sont les moteurs de la mixité fonctionnelle. Au moment de sa création, en 1914, la Médina était constituée de paillottes et de « baraques » qui servaient exclusivement d'habitation.[18] A la fin des années 80, on comptait 30 % de baraques et 70 % de maisons en « dur » (Sakho, 1985). De nos jours, les baraques ont presque totalement disparu, il ne reste que des reliques à certains endroits de la Médina (Photo 2). Le développement de l'habitat en hauteur reste une des caractéristiques majeures de ce milieu.

Photo 2 : Coexistence baraques (premier plan) et immeubles (arrière-plan)

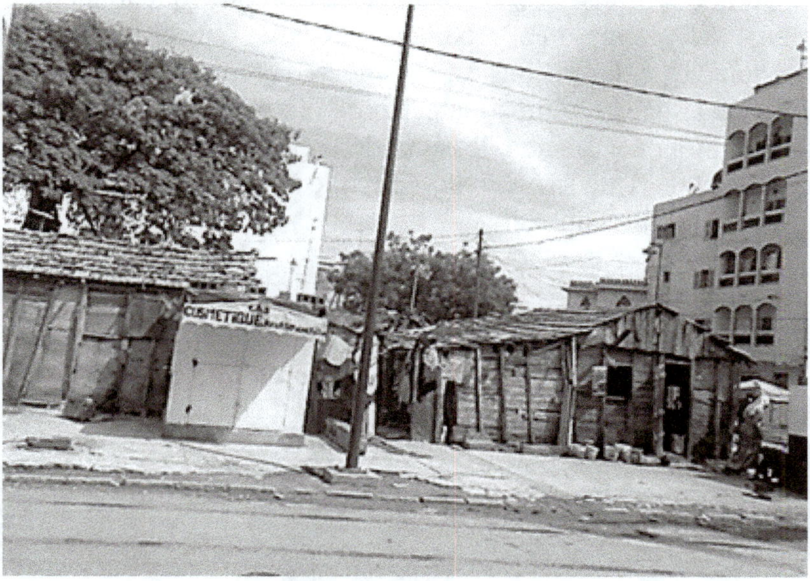

Séne, 2010

Cette modernisation galopante de l'habitat est portée à la fois par le contexte et des acteurs divers. S'agissant du contexte, il renvoie à la crise du logement dans la capitale. Malgré la production de logements par les sociétés immobilières, la demande dépasse de loin l'offre. Des acteurs fonciers avertis ont vite compris l'avantage qu'ils pouvaient tirer de cette situation. Les plus actifs sont sans doute les émigrés Soninké qui sont les principaux acquéreurs des concessions mises en vente dans le cadre des héritages ou des aliénations volontaires (Diop, 2014). Leurs capacités financières en font les acteurs clé du processus de revalorisation immobilière. Orchestrant une spéculation foncière à laquelle les propriétaires indigents ne peuvent résister, ils acquièrent les terrains et investissent dans ces immeubles mis ensuite en location.

[18] Habitation construite avec des planches de bois, auparavant la toiture était en tuile ; mais à l'heure actuelle les toitures sont soit en tôle ou en fibrociment.

Une des originalités des évolutions dans la Médina est que la modernisation de l'habitat ne fait pas de différence entre habitation et usage commercial dans la mesure où ces deux fonctions sont spatialement liées, les mêmes bâtiments abritant à la fois des appartements à l'étage et des locaux commerciaux au rez-de-chaussée. La fonction résidentielle n'a pas reculé, au contraire. Elle a simplement tendance à être transférée en hauteur. La mixité fonctionnelle ainsi créée est désormais très répandue car elle concerne 75 % des concessions. Une des raisons est sans doute la rentabilité de la mise en location des espaces commerciaux. Cette mixité fonctionnelle est plus ou moins prononcée selon les quartiers (figure 3). Par exemple, à Santhiaba et à Thieurigne, sur 67 concessions, 7 seulement sont exclusivement résidentielles.

Figure 3 : Proportion de concessions hébergeant des activités économiques

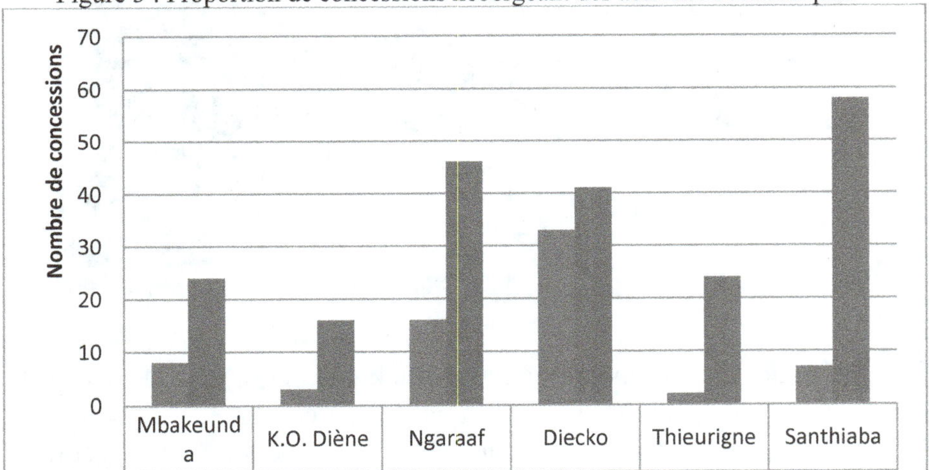

	Mbakeunda	K.O. Diène	Ngaraaf	Diecko	Thieurigne	Santhiaba
Non	8	3	16	33	2	7
Oui	24	16	46	41	24	58

Dia, 2015

L'ensemble de ces évolutions (recomposition ethnique, recomposition sociale, modernisation de l'habitat et mixité fonctionnelle) imprime ses impacts sur le paysage urbain et, ce faisant, dessine une centralité qui contribue à effacer davantage les stigmates de la ségrégation spatiale originelle.

3.4. L'émergence d'une nouvelle centralité ou la fin de la ségrégation

La centralité économique se mesure entre autres par la valeur foncière fluctuante qui fait l'objet de convoitise sans pareil par les classes nanties.

> Les avantages liés à un centre ont tendance à se répercuter sur les prix du foncier. Dans un tel contexte, les localisations les plus avantageuses sont l'apanage des populations ou des entreprises qui peuvent payer les terrains les plus accessibles au prix le plus fort. De ce fait les espaces les plus chèrement acquis sont progressivement accaparés par les usages les plus rémunérateurs et les occupations qui sont en mesure de compenser la cherté du sol pour une consommation d'espace plus réduite » (Pumain et Saint Julien, 2001 : 72).

La monté en puissance du prix au mètre carré entraine un déplacement des propriétaires économiquement faibles et attirent de plus en plus des banquiers, immobiliers émigrés, etc. Il en résulte un changement de classes sociales pour les propriétaires de ces surfaces et une dynamique de transformation physique du territoire que reflètent le processus de construction en hauteur et le changement dans la typologie des habitats.

Photo 3 : Présence de structure bancaire à la Médina

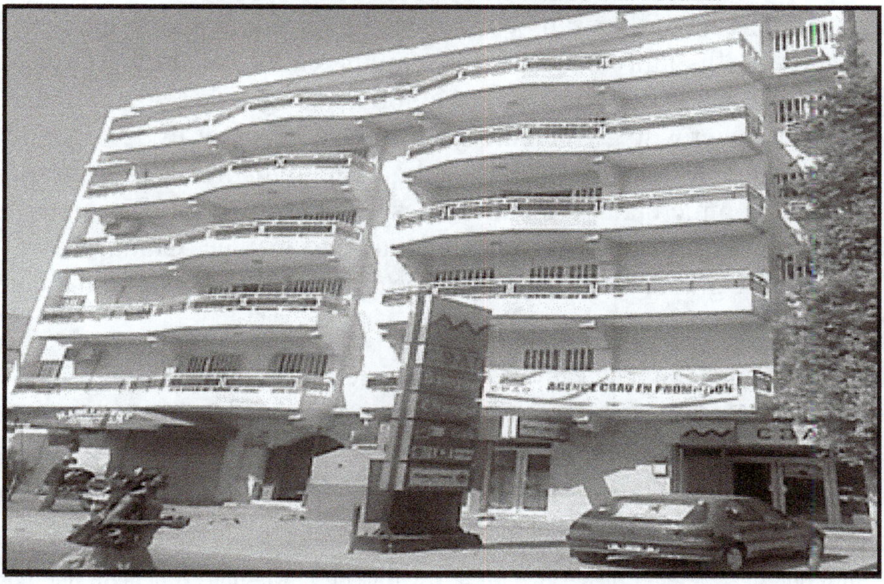

Aussi la Médina est-elle en train de devenir un centre d'affaires. Certaines entreprises ont délocalisé leurs établissements du centre-ville vers la Médina où ils bénéficient d'avantages sur le plan fiscal.[19] La création d'un centre de fiscalité propre à la Médina montre l'importance des activités économiques notées dans la zone.

Comme le souligne Monnet (2000), le processus de dispersion de « fonctions centrales » du centre vers la périphérie des agglomérations urbaines est manifeste dans le domaine de la centralité commerciale. Ce processus de dispersion est tiré généralement par la relocalisation de certaines activités stratégiques ou commerciales. Face à l'engorgement du Plateau, une triple tendance s'est dessinée et s'affirme de plus en plus. La première est la relocalisation d'activités commerciales et de services soucieux d'agrandir leur espace d'activité, sans s'éloigner du centre d'affaires. C'est ainsi que des commerces de gros et de luxe ont relocalisé tout ou partie de leurs activités dans la Médina. Cette relocalisation de commerces de gros est en train de jeter les bases d'une modification de la relation économique entre la Médina et le Plateau. Déjà en 1990, 44 % des artisans et des tenants de commerce de détail ne s'approvisionnaient plus au Plateau mais chez les grossistes de la Médina (Niane, 1990). La tendance à s'affranchir de la dépendance commerciale par rapport au centre d'affaires du Plateau a été confirmée par les travaux de Sène (2010). Il estime qu'aujourd'hui, seuls 28,5% des commerçants et artisans continuent de dépendre du Plateau pour leur activité. Il s'agit notamment de commerçants qui ont leur maison mère au Plateau et des mécaniciens et tôliers obligés de se ravitailler au « Crédit Foncier », le grand marché de vente d'accessoires de véhicules localisé dans le Plateau. Cela explique le dynamisme des grands espaces commerciaux comme les marchés de Tilène, de Soumbédioune, du boulevard Général De Gaule (China Town), désormais de grands lieux de commerce qui contestent la suprématie du Plateau.

La seconde tendance est l'installation de professions libérales qui se sont implantées ou bien ont relocalisé une partie de leurs activités dans la Médina. Le recensement des professions libérales par Sène (2010) montre l'ampleur de ce phénomène de relocalisation.

---

[19] Entretien avec le chef de service de la fiscalité de la Médina. Il déclare que bon nombre d'entreprises ont fui la pression fiscale très élevée au centre-ville. Ils ont rejoint les secteurs de la Médina, Fass, Colobane, etc. D'aucuns sont clandestins dans un premier temps car inconnus du fichier fiscal. Ils se déclarent ensuite auprès des agents des impôts et domaines après avoir constaté une bonne marche de leurs activités.

Tableau 2 : Professions libérales installées à la Médina

Activités	Nombre
Agences immobilières	9
Pharmacies	13
Cabinets spécialisés en urbanisme, BTP	3
Filiales de compagnies d'assurances	7
Cabinets médicaux	2
Cabinets d'expertise judiciaire	3
Groupe de presse	1

Séne, 2010

La troisième tendance est l'implantation de services administratifs, d'équipements et d'infrastructures. En dehors de quelques services localisés depuis longtemps dans la Médina, tous les autres ont été nouvellement implantés. La Maison de la culture « Douta Seck » est l'un des lieux de culture les plus fréquentés du pays. Elle est également un des joyaux qui permet à la Médina de s'affirmer au niveau régional, national et international à travers les grandes conférences, les expositions d'art, les foires (foires des produits iraniens par exemple), etc. Le stade Iba Mar Diop est aussi un lieu de culture célèbre par les différents types de compétitions qui s'y déroulent. D'autre part, le marché artisanal de Soumbédioune participe non seulement à la promotion des artistes et artisans de la Médina mais aussi du Sénégal. Sans remettre en cause la fonction résidentielle, l'importance de l'implantation-relocalisation des activités socio-économiques à la Médina dote progressivement le quartier des attributs d'un centre d'affaires.

Photo 4 : La ségrégation résorbée par la mixité

La Médina aujourd'hui

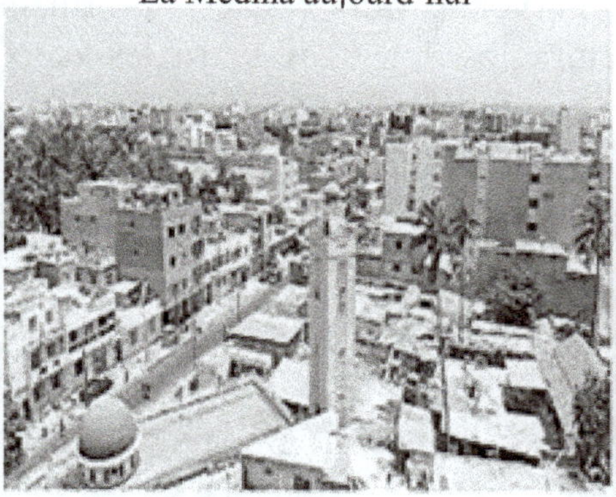

Source : Nigfaya, 2018

Le Plateau aujourd'hui

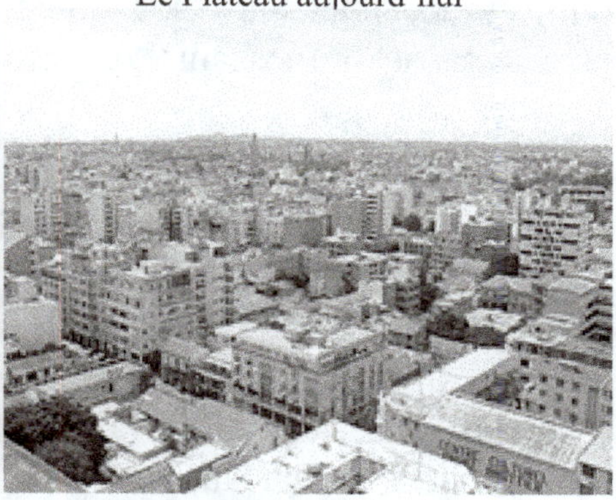

Source : Wikimédia, 2007

Au total, la recomposition sociale, la modernisation de l'habitat et l'implantation d'activités nouvelles à valeur ajoutée plus élevée se sont faites en imprimant leur marque à l'espace urbain. C'est pourquoi la morphologie urbaine et l'architecture ont radicalement changé et ont gommé dans une large mesure la différence entre paysages urbains du Plateau et de la Médina (Photo 4).

4. Conclusion

Le contexte de la pandémie de la COVID-19 a été le prétexte pour interroger l'histoire de la planification et de l'organisation du centre-ville dakarois et de sa proche couronne. Il a permis de montrer comment l'administration coloniale a instrumentalisé l'épidémie de peste pour organiser une ségrégation spatiale qui marque encore le visage de l'agglomération dakaroise. La fondation et le développement de Dakar se distinguent par une ségrégation spatiale, qui visait à séparer les deux classes que constituaient les indigènes et les européens. Cette dualité a affecté l'organisation de la ville avec une urbanisation à deux vitesses. Une ville coloniale bien organisée, avec des règles d'urbanisme strictes et une ville indigène désarticulée, principalement construite en baraques. La ségrégation spatiale caractérisant la ville se traduisait aussi dans le domaine du foncier. Dans les quartiers européens, le droit de propriété, qui procurait une certaine stabilité et sécurité, était octroyé, alors que dans les zones occupées par les indigènes, les permis d'habiter et d'occuper étaient attribués à titre précaire et révocable.

Cependant cette urbanisation parallèle construite à la faveur d'une épidémie n'a pas su résister au temps et aux dynamiques de mixité. Pendant longtemps discontinuité urbaine séparant à tout point de vue la ville européenne et la ville indigène, l'Avenue Malick Sy est désormais une synapse qui organise et structure les échanges entre les deux espaces urbains.

Au départ quartier lébou quasi exclusivement, la Médina a vu au fil du temps et des dynamiques urbaines l'extinction de la prééminence lébou et la montée du cosmopolitisme. Toutefois, la recomposition sociale et la mixité fonctionnelle sont les principaux facteurs urbains qui ont contribué à uniformiser les anciennes entités urbaines parallèles. Grâce à elles, sans avoir la qualité des marqueurs de centralité qui caractérisent le Plateau, la Médina a acquis des attributs de centralité qui ont rapproché les deux espaces urbains.

Références bibliographiques

Ba M. (1988), *Les villes du Sénégal, typologie, centralité, zone d'influence, « essai de modélisation »*, mémoire de DEA, UFR Géographie, Université louis Pasteur, 102 p.

Bini V. (2013), Politiques sanitaires et ségrégation urbaine dans les villes africaines: de la peur de l'épidémie à l'épidémie de la peur, Ponts-Ponti *Langues littératures civilisations des Pays francophones*, DOI: 10.7358/pont-2013-013-bini.

Dia S. (2015), La Médina, une marge urbaine à la conquête d'une identité péricentrale, *Annales de la Faculté des Lettres et Sciences Humaines*, VOL. 44-45 / pp. 24-37.

Diallo O. (2013), *Instrumentalisation des identités ethniques et régimes politiques: le cas de la Guinée postcoloniale*, Université d'Ottawa, Ottawa.

Diop A. A. (2007), Quelles centralités pour la ville de Dakar, Sénégal ? » in *Rives nord méditerranéennes, centralités en mouvement*, Paris, Mars 2007.

Diop Y. (1996), *Le centre-ville Dakarois, étude du problème foncier*, Thèse de doctorat unique de géographie. Université Paris X Nanterre, 877 p.

Dioum A. (2007), *Etude de l'évolution ambigüe du changement vocationnel d'un quartier sous intégré : cas des taudis de Niayes Thioker dans la comme d'arrondissement de Dakar Plateau.* ENEA, mémoire de fin d'étude ATEGU, Dakar, 96 p.

Faye, O. & Thioub, I. Les marginaux et l'État à Dakar. *Le Mouvement Social*, n° 204(3), 93-108. doi:10.3917/lms.204.0093.

Grafmeyer Y. et Authier J-Y. (2008), *Sociologie urbaine*, Armand Colin, coll. « 128 », 2008, 126 p.

GRDR (2014), *Monographie de Dakar*, 62 p.

Kaminski, D., Digneffe, F., Adam, C., Cauchie, J.-F., Devresse, M.-S. & Francis, V. (2001), L'instrumentalisation dans les pratiques pénales : construction et déconstruction d'un concept. *Sociologie et sociétés*, 3 (1), 27–51. https://doi.org/10.7202/001377ar.

Mbengue M. (2002), *Etude sociologique du phénomène de location dans un contexte de crise du logement à Dakar : cas de la Médina*, UCAD, mémoire maitrise de sociologie, 70 p. + annexes.

M'Bokolo E. (1982), Peste et société urbaine à Dakar : l'épidémie de 1914. In: *Cahiers d'études africaines*, vol. 22, n°85-86, pp. 13- 46.

Monnet J. (2000), Les dimensions symboliques de la centralité, in *Cahiers de géographie du Québec*, volume 44 n°123, décembre 2000 pp. 399-418.

Moyo S.Tsikata D. et Diop Y. (2015), La terre dans les luttes pour la citoyenneté en Afrique = Le foncier dans les luttes pour la citoynneté en Afrique, *africabib.org*

Pasquier R. (1960), Villes du Sénégal au XIXe siècle, *Revue française d'histoire d'outre-mer* », tome 47, n°168-169, pp. 387-426.

Niane M. (1990), *L'organisation spatiale du commerce de détail à Dakar, l'exemple de la Médina*, UCAD, mémoire de maîtrise de géographie, Dakar, 97 p.

Ndao M. (2009), *Le ravitaillement de Dakar de 1914 à 1945*, Dakar, 2009, Harmattan, 288 p.

ONU-Habitat, (2012) *Profil secteur du logement au Sénégal*, 148 p.

Pumain D., Saint-julien T. (2001), *Les interactions spatiales*, Armand Colin, Paris, 192 p.

Raymond F. (1971), The Establishment of the Medina in Dakar, Senegal, 1914. Betts Africa: *Journal of the international African Institute* Vol. 41, No. 2, pp. 143-152.

Sakho P. (1985), *Problématique de la rénovation urbaine d'un quartier de Dakar : cas des sous-secteurs de la Médina Est*, UCAD, mémoire de maitrise, Département de géographie, Dakar, 1985, 90 p.

Salem, G. (1998), *La santé dans la ville. Géographie d'un petit espace dense : Pikine (Sénégal)*. Paris, Éditions Karthala et Office de la recherche scientifique et technique outre-mer (ORSTOM).

Sène, C.M., (2010), *Les mutations spatiales et socioéconomiques dans un espace péricentral de Dakar : L'exemple de la Médina*, mémoire de fin d'études, ENEA, 116 p.

Seck A. (1970), *Dakar métropole Ouest africaine*, UCAD, IFAN.

Seck A. (1983), *L'histoire de Dakar*, édité par l'Ambassade de France. Dakar, p. 36.

Seck A., (1968), Dakar, ville champignon. in *Dakar en devenir avec SANKHALE et THOMAS, L.V* Présence Africaine, Dakar

Sinou, A. (1985), *Idéologies et pratiques de l'urbanisme dans le Sénégal colonial*. Paris, École des hautes études en sciences sociales (EHESS), thèse de 3e cycle.

Thiam K. (1988), *Démographie et habitat dans un quartier de Dakar, étude de la Médina Est II « un processus de taudisation »*, UCAD, Maitrise de géographie,126 p.

Tribillon J.F. (2002), L'urbanisme, *LA DECOUVERTE, PARIS*, 127 p.

6. ANTHROPOCENE ET CRISE SANITAIRE : POUR UNE NOUVELLE PHILOSOPHIE DE LA NATURE

Bado NDOYE
Département de philosophie
Université Cheikh Anta Diop

Résumé
Il est question dans cet article de mettre en perspective la pandémie du COVID-19 en la mettant en relation avec les conceptions mercantilistes de la nature induites par le capitalisme à partir du XIXe siècle, lesquelles ne conçoivent celle-ci que comme réserves de ressources et d'énergies à exploiter. Ce qui est ici en jeu c'est la recherche d'une nouvelle ontologie sur laquelle reposerait notre rapport à la nature.

Mots clés : anthropocène, pandémie, philosophie de la nature, crise, capitalisme, écologie

Anthropocene and Health Crisis: For a New Philosophy of Nature

Abstract
This article is about putting the COVID-19 pandemic into perspective by putting it in relation to the mercantilist conceptions of nature induced by capitalism from the 19th century, which only conceive of it as reserves of resources and energies to be exploited. What is at stake here is the search for a new ontology on which our relationship with nature would be based.

Keywords: Anthropocene, Pandemic, Philosophy of nature, Crisis, Capitalism, Ecology

...

Au regard des multiples répercussions que la pandémie du COVID-19 a eues à tous les niveaux, l'évidence s'est établie qu'il ne s'agit pas d'une simple question de santé publique. De la géopolitique à l'économie, des relations Nord / Sud à la biopolitique et aux techniques de surveillance de masse, il n'y a pratiquement aucun domaine de la vie sociale qui n'ait pas été touché d'une façon ou d'une autre. En somme, cette crise s'est révélée un phénomène total, ce qui veut dire qu'elle requiert une approche holistique qui sache subsumer toutes ces dimensions sous un principe qui permette d'appréhender les ressorts de la rupture dont elle procède. Cela suppose que l'on mette en perspective l'événement tel qu'il s'est produit pour pouvoir en saisir toutes les ramifications. C'est à cela que nous voudrions nous essayer dans ce qui suit.

...

En assignant à résidence la quasi-totalité de l'humanité pendant de longs mois, l'expérience de la solitude à laquelle ce virus nous aura contraints rappellera certainement aux philosophes celle, volontaire de René Descartes, seul dans son poêle, écrivant son fameux *Discours de la méthode.* L'on pourrait voir, en effet, dans ce confinement imposé à des milliards d'individus, une expérience spirituelle et philosophique, celle qui permet de faire le point sur soi-même et sur la marche du monde, et en cela l'analogie avec l'expérience de Descartes peut être ici fructueuse. Tel Descartes se demandant « *Quod vitae sectabor iter* » (« *Quel chemin suivrais-je en cette vie ? »),* il semble que nous soyons aussi à la croisée des chemins, sommés de répondre la question inévitable : allons-nous continuer sur le même chemin qui nous a conduits à cette crise ou faudra-t-il, comme Descartes, bifurquer et inaugurer de nouvelles manières d'habiter le monde ?

Si nous prenons le mot crise en son sens médical strict, il semble qu'aucun retour au *statu quo ante* ne soit possible. Du point de vue médical, la crise décrit l'état d'un organisme confronté à la progression d'une maladie arrivée au point crucial où se décide la guérison ou la mort. Mais si les forces de la vie l'emportent, il faudrait dire, cependant, que la guérison ne peut jamais être comprise comme retour à l'état initial, celui d'avant la maladie, puisque cela reviendrait à dire que l'organisme devrait alors refaire encore une fois le chemin qui l'avait conduit à la maladie, qu'il est condamné à refaire l'expérience de la même maladie *ad vitam aeternam.* Loin d'être un retour à l'état initial, la guérison est donc toujours un nouvel état, c'est-à-dire une nouvelle organisation de l'organisme. Ayant pris le dessus sur les forces de la mort, le corps vivant acquiert de nouvelles forces et prend pour ainsi dire un nouveau départ[20]. Or, puisque personne ne doute de la profondeur de la crise à laquelle nous sommes confrontés, il semble acquis que nous ne retournerons pas au monde d'avant. Dire cela ne signifie pas toutefois que nous préjugeons de ce que sera le monde d'après. Il pourrait être pire que le monde d'avant, et puisque tous les possibles sont ouverts, il est clair qu'il sera ce que nous déciderons d'en faire. Nous ne changerons cependant pas la marche des choses si nous nous complaisons dans le ronronnement des pensées toutes faites,

[20] Sur la notion de crise et les opportunités qu'elle implique, voir l'excellent article d'Edgar Morin, « Sur la crisologie », in Communication, N° 25, 1976

celles-ci qui nous ont précisément précipités dans la situation actuelle. Quand le monde change, il importe de penser autrement, et cela commence par bien saisir de quelle logique procède cette crise.

Cette pandémie n'est pas le fait du hasard. Depuis une vingtaine d'années nous faisons l'expérience d'épidémies ayant la forme de pathogènes d'origine animale à potentiel endémique, comme le Sras, Ebola, la H1N1, Zika certes localisées, mais très virulentes. Bien que son ampleur soit sans commune mesure avec ces dernières, le COVID-19 se situe dans le même sillage. On le sait, les grandes épidémies qui ont marqué l'histoire de l'humanité comme la grippe espagnole et la peste avaient suivi les voies du commerce d'alors, c'est-à-dire les fleuves et les mers, ce qui explique qu'elles aient mis du temps à se répandre. La particularité de cette crise, c'est qu'elle a suivi les nouvelles routes de la mondialisation pour se propager. Qu'elle soit partie de Chine, ce nouveau cœur du capitalisme mondialisé pour faire le tour de la planète à une vitesse inouïe témoigne de la grande connectivité d'un monde devenu tout petit, ce qui nous fait éprouver le sentiment d'appartenir à une seule humanité, malgré les grandes disparités entre pays riches et pauvres. Que nous formions une seule humanité ayant le même destin, la crise écologique nous l'avait pourtant déjà rappelé, puisque les problèmes d'environnement, comme chacun sait, ne connaissent pas de frontières. Mais ce savoir avait encore quelque chose d'abstrait. Il n'était pas encore vécu comme une certitude subjective ayant le pouvoir d'engendrer les pratiques de solidarité requises entre nations partageant le même destin, chaque pays privilégiant ses intérêts immédiats aux dépens de l'intérêt de la planète. Or voici que nous découvrons que la crise écologique et la crise sanitaire, bien que relevant de logiques apparemment distinctes, ne sont pas dans les faits deux choses fondamentalement différentes. Elles proviennent d'une seule et même origine, c'est-à-dire de l'anthropocène dont elles sont des manifestations différentes.

Il est possible de définir l'anthropocène—comme une nouvelle ère dans la chronologie de la géologie au cours de laquelle les forces naturelles qui ont jusque-là façonné l'évolution naturelle de la terre ont cédé la place aux activités humaines. Ce que dit le concept d'anthropocène, c'est que l'homme est devenu par lui-même une force géologique capable de transformer les conditions naturelles de la vie sur terre, parce qu'il est de fait en possession de moyens d'action susceptibles d'infliger à celle-ci des dommages irréversibles. Ce qui témoigne de cette nouvelle dimension de l'agir humain, c'est la découverte de la vulnérabilité de la nature, ce qu'aucune civilisation n'avait jusque-là expérimenté avec autant d'ampleur. Jusque-là la nature était la grande maitresse, c'est elle qui avait toujours le dessus sur l'homme. Nous sommes passés d'une nature toute puissante à une nature sous contrôle dont nous sommes devenus les maitres et les possesseurs, selon le mot célèbre de Descartes.[21] Pour la première fois, en effet, l'action de l'homme a pris une ampleur telle qu'elle n'est plus amortie par la nature et pourrait rompre les équilibres qui ont jusque–là garanti la possibilité de la vie sur terre. L'on peut alors dire que de toutes les révolutions qui ont ponctué l'histoire de l'homme sur terre celle-ci est la plus radicale si l'on en juge par ce grand basculement vers l'inconnu qu'elle pourrait produire.

C'est, en substance, ce que pensent Crutzen et Stroermer lorsqu'ils affirment que l'holocène, époque de 10 000 ans qui a succédé au Pléistocène, est désormais terminée. À cette nouvelle ère géologique, l'on a donné le nom d'anthropocène. Nous sommes entrés dans une époque nouvelle caractérisée par une transformation profonde des conditions de vie sur terre, ce qui implique nécessairement que l'on redéfinisse autrement la condition humaine. Ces auteurs définissent ce nouvel âge de l'homme de la façon suivante : *« Le terme* Anthropocène *suggère que la terre a maintenant quitté son époque géologique naturelle, l'état interglaciaire actuel appelé Holocène. Les activités humaines sont devenues si généralisées et profondes qu'elles rivalisent avec les grandes forces de la nature et qu'elles poussent la terre dans une terra incognita planétaire. La terre évolue rapidement vers un état de moins grande biodiversité, moins forestier, plus chaud et probablement plus humide et tempétueux.* »[22]

Le succès que le concept va tout de suite acquérir n'est pas seulement dû au caractère vertigineux des questions qu'il pose à propos du destin de l'humanité, mais aussi, en partie, au fait qu'il désigne une réalité systémique qui en appelle à une rencontre des sciences de la nature et des sciences humaines et sociales qui ont jusque-là cheminé

---

[21] Sur les rapports du cartésianisme à la crise écologique, voir Couston Frédéric, « Crise environnementale ou crise conceptuelle ? », *Écologie & politique*, 2005/1 (N°30), p. 133-139. DOI : 10.3917/ecopo.030.0133. URL : https://www.cairn-int.info/revue-ecologie-et-politique1-2005-1-page-133.htm

[22] Paul J. Crutzen et Eugene F. Stoermer, "The 'Anthropocene' ", Global Change. IGBP Newsletter, 2000, 41, p. 17--18

de façon relativement séparée. Tout le monde peut voir, en effet, que le problème ici posé dépasse de loin la seule question du climat qui n'est qu'un aspect d'une problématique plus vaste. Ce qui est subsumé sous ce concept va au-delà de ce que l'expression *« crise environnementale »* désigne, une crise étant un moment transitoire que l'on peut surmonter, alors qu'il est ici question de la possible extinction de la vie sur terre, ce qui a pour conséquence de mettre à nu l'obsolescence de nos métaphysiques et des dichotomies conceptuelles sur lesquelles s'était constituée notre modernité.

L'idée que la vie pourrait cesser sur terre n'est plus une lubie partagée par quelques écolos attardés. Elle a même trouvé ses théoriciens qui tentent de la penser sous le concept de collapsologie. Pablo Servigne et Raphael Stevens ont écrit un livre, dans lequel ils tentent de montrer que le grand effondrement est devenu quasi inévitable.[23] Il n'est pas question de discuter ici les thèses de ce best-seller, mais simplement attirer l'attention sur le fait qu'elles donnent plus de poids au sentiment aujourd'hui largement partagé qu'une certaine limite est atteinte au-delà de laquelle l'humanité court à sa perte. Or c'est ce même sentiment qui semble expliquer le succès médiatique du concept d'anthropocène. Mais quoi qu'il en soit, retenons que le concept subsume tout ce que jusque-là nous avons tenu pour des phénomènes séparés, à savoir l'épuisement de la biodiversité, le réchauffement climatique, les déforestations et la désertification, l'acidification des océans et la pollution atmosphérique.

Ce sont ces phénomènes conjugués qui ont produit la nouvelle configuration qui a rendu possible depuis une vingtaine d'années l'apparition de plus en plus fréquente d'épidémies qui sont en fait des zoonoses, c'est-à-dire des pathologies issues de nos interactions avec les animaux. L'ampleur des déforestations a si profondément déstabilisé l'habitat des animaux qui se sont ainsi si dangereusement rapprochés des humains que cela a fait sauter la barrière qui interdisait la transmission de maladies entre espèces. C'est ce franchissement de la barrière des espèces qui produit toutes ces pathologies émergentes, et il faut s'attendre à ce qu'elles soient de plus en plus fréquentes. Il n'est donc pas exagéré de voir dans cette pandémie un révélateur. Il est probable et même certain que d'autres surviendront, plus virulentes et

---

[23]*Comment tout peut s'effondrer. Petit manuel de collapsologie à l'usage des générations présentes*, Paris, Seuil, 2015

plus meurtrières. La première leçon que nous devrions retenir de tout cela devrait donc consister à prendre conscience que notre civilisation technicienne est arrivée au seuil d'une grande bifurcation dont les conséquences géopolitiques pourraient être désastreuses pour tout le monde, particulièrement pour les pays pauvres.[24]

S'il est aisé de comprendre la nature des défis que recouvre le concept d'anthropocène, il est cependant plus compliqué de dater avec précision le moment précis où l'on est entré dans cette nouvelle ère géologique. Il se trouve cependant que les désaccords ici ne sont pas seulement scientifiques, ils recouvrent des présupposés politiques et idéologiques qu'il faudrait tirer au clair. Parce que l'histoire de l'interaction entre l'homme et la nature remonte aussi loin que l'histoire humaine, on pourrait être tenté d'indexer l'anthropocène à la nature humaine, et donc d'en faire le résultat naturel du long processus d'hominisation qui a commencé avec *Homo Erectus*. Parce que le rapport de l'homme à la nature a toujours été médiatisée par la technique, l'on pourrait affirmer que puisque c'est par la technique que l'humain se constitue comme tel, celle-ci est donc un *« constituant anthropologique »*. Or, ce concept a à voir avec le processus d'hominisation par lequel l'homme décroche de son histoire proprement naturelle et inaugure une manière d'être tout à fait inédite qui l'isole dans le règne animal comme un être à part. Si à partir de là, l'on se donne tout le parcours qui a conduit des outils préhistoriques les plus archaïques à l'ordinateur le plus sophistiqué, ainsi que les transformations que l'acquisition de ces techniques a induit, aussi bien aux plans morphologique que social, culturel et environnemental, on voit bien que la technique n'est pas un adjuvant qui viendrait simplement colorer du dehors et à la surface une nature humaine déjà constituée, et à laquelle il n'y aurait plus rien à ajouter, mais qu'elle est plutôt ce sans quoi l'essence humaine ne peut s'objectiver comme telle et prendre une forme spécifique. Quand on se donne comme point de départ cette anthropologie philosophique - que l'on peut faire remonter à André Leroi-Gourhan -, l'on a vite fait de l'anthropocène un *prédicat humain*, c'est-à-dire la conséquence d'une disposition innée qui procède donc directement de la nature humaine.[25] En d'autres termes, on en fait quelque chose d'inéluctable parce que inscrit comme

---

[24] Sur le concept de bifurcation, voir l'excellent livre de Erwin Laszlo, *La grande bifurcation. Une fin de siècle cruciale,* Edition Tacor international, Paris, 1990
[25] Voir *Milieu et technique*, Paris, Albin Michel, 1945

virtualité dans la nature prométhéenne de l'homme. La conséquence politique que l'on pourrait tirer de cette anthropologie c'est que l'on fait de la civilisation technicienne, et surtout du capitalisme qui l'a initiée et développée, une fatalité historique. Ce qui veut dire alors que les solutions envisagées à la crise écologique ne pourraient relever que d'une fuite en avant, celle d'un capitalisme condamné à se réinventer indéfiniment grâce à la technologie, parce que, justement, l'on se refuse à envisager une alternative à l'idéologie de la croissance et à celle de la société de consommation.

Or, on le sait, l'anthropocène a une origine historique et technique connue, parce que la révolution industrielle a eu pour théâtre l'Angleterre au XIXIe siècle. Si son emblème est donc la machine thermique et son énergie le charbon, sa géopolitique est celle des conquêtes coloniales. C'est une thèse facile à comprendre : si le capitalisme et la destruction de l'environnement et des formes de vie autochtones sont une seule et même chose, c'est parce que la nature y est perçue comme une marchandise, et les citoyens de simples consommateurs. Pourtant, que les humains n'aient pas attendu le XIXe siècle pour détruire les écosystèmes, on le savait déjà, en partie grâce aux travaux de Jared Diamond.[26] Mais il est tout aussi clair que c'est avec le développement du capitalisme industriel que la destruction de la planète a atteint une ampleur jusque-là inconnue, dépassant la résilience des écosystèmes naturels. Cette thèse - de bon sens – est aujourd'hui défendue par des chercheurs de plus nombreux qui proposent le terme de *Capitalocène* pour dire plus fermement ce lien entre capitalisme et destruction de l'environnement. L'idée ici, c'est que pour éviter de naturaliser un mode de production spécifique, en l'occurrence le capitalisme, il faut dire avec force que ce n'est pas tant l'action humaine en soi qui serait responsable de la destruction de la planète que l'action humaine telle que mise en forme par le mode de production capitaliste. Pour le dire autrement, c'est le caractère illimité de l'accumulation du capital dans une planète dont les ressources sont évidemment finies qu'il faudrait pointer comme la principale cause de l'anthropocène. La question qu'il faudrait donc se poser est moins celle de la fin du monde, ainsi que le prédisent les collapsologues, que celle d'*un monde,* précisément celui engendré par le capitalisme, puisque

---

[26] *Effondrement. Comment les sociétés décident de leur disparition ou de leur survie*, Paris, Gallimard, 2006

l'on voit clairement aujourd'hui qu'il se heurte désormais aux limites de la nature.

Or c'est encore à Descartes qu'il faudrait revenir pour comprendre ce qui nous arrive. C'est Descartes, en effet, qui fixe au XVIIe siècle ce qui allait être l'ontologie mécaniste et l'anthropologie philosophique qui allaient de concert rendre possible cette exploitation suicidaire de la nature dont il dit que nous devrions nous rendre comme « *maîtres et possesseurs* ». Ce que disent cette ontologie et la philosophie du sujet sur laquelle elle fait fond, c'est que l'homme entretient avec la nature un rapport d'extériorité, ce que traduit d'ailleurs le concept d'environnement, peut-être le concept le plus faux qu'on ait utilisé pour dire la nature, puisqu'il laisse croire que celle-ci nous est extérieure, au sens où elle ne fait que nous environner comme une clôture qui, bien qu'elle nous entoure, peut être mise à distance parce que différente de nous.

Cette ontologie s'est aujourd'hui révélée inadéquate, non seulement parce que le capitalisme se heurte désormais de fait aux limites indépassables de la nature, mais surtout parce que le concept moderne d'une nature mécanisée et désenchantée, et donc désertée par les dieux, n'est plus tenable. Les romantiques, Jean-Jacques Rousseau en tête, avaient tiré la sonnette d'alarme dès le XVIIIe siècle. L'idée chère aux romantiques selon laquelle il y aurait une subjectivité enchaînée dans la nature a longtemps paru aux yeux des philosophes une thèse saugrenue. Or, en soutenant l'idée d'une nature avec laquelle les humains pourraient entrer en résonnance, ainsi que le romantisme nous y invite, il ne s'agit pas tant de verser dans on ne sait quelle fusion animiste avec celle-ci que de rétablir la continuité de la chaîne de la vie selon laquelle tous les êtres procèdent de la même dynamique vitale qui transmute sans cesse. Le grand poète soufi persan Djallal-u-Dîn Rûmi en avait déjà l'intuition au XIIIe siècle, bien avant Darwin : *« L'homme vint d'abord dans le règne des choses inorganiques, puis de là il passa dans le règne végétal, ne se souvenant pas de sa condition précédente. Et lorsqu'il passa dans l'état animal, il ne se rappela plus de son état en tant que plante : il ne lui resta que l'inclination qu'il éprouva pour cet état – notamment à l'époque du printemps et des fleurs -, telle l'inclination des petits enfants à l'égard de leur mère, ou comme l'inclination du disciple pour le maître spirituel ; puis l'homme est entré dans l'état humain ; de ses premières âmes il n'a point de souvenance, et il sera de nouveau changé à partir de son âme actuelle.* »[27]

Pourtant nous, humains, avons tendance à nous considérer comme des êtres spéciaux, différents et exceptionnels, y compris lorsque nous croyons en notre puissance et notre capacité exclusives à pouvoir infliger les pires dégâts aux êtres dits inférieurs. Nous avons toujours cru que du fait de notre supériorité technologique sur les animaux, nous sommes hors de portée des méfaits qu'ils pourraient nous infliger. Nous sommes désormais en mesure de comprendre que cette force de destruction, tout comme la force de régénération qui va avec elle, est équitablement distribuée dans la nature, et que le virus le plus apparemment insignifiant peut produire des effets aussi inattendus que, par exemple, assigner à résidence sept milliards d'humains et mettre à genoux la première puissance mondiale. Dans un ouvrage récent, Emanuele Coccia (2020) établit que toute vie est un potentiel de création, ce qui ne va jamais cependant sans une part d'ombre et de destruction. Il faut penser à l'acte de se nourrir, dit-il, pour se rendre compte que notre vie s'édifie sur les cadavres des vivants. Notre corps est en cela semblable à un cimetière où sont ensevelis une infinie variétés d'êtres dont chacun est doué d'une capacité inouïe d'invention, mais aussi d'un potentiel de destruction au moins égale à celle des plus redoutables prédateurs parce qu'il n'est pas proportionnel à sa dotation anatomique ou à sa position dans la chaine de l'évolution. Ainsi qu'il l'affirme, « *La nourriture nous dit que chacun de nous semble considérer comme absolument personnelle et propre est en fait essentiellement anonyme, universelle, capable d'animer n'importe quel type de corps vivant. D'une certaine manière, chaque acte nutritionnel montre que nous avons une vie essentiellement identique à ce que nous mangeons. Cela est démontré par le fait qu'à notre mort, nous deviendrons nécessairement un festin pour d'autres êtres vivants.* »[28]

Nous savons désormais que nous transportons quantité de bactéries et de virus, 100 milliards de bactéries de 500 à 1000 espèces élisent domicile en nous, c'est-à-dire dix fois plus que le nombre de cellules qui constituent notre organisme. Bref, nous ne sommes pas un seul être vivant, mais une espèce de zoo ambulant.[29] C'est Senghor, parlant de

---

[27] *Mathnawi*, IV, 3637 et suivantes, Paris, Albin Michel, 1988

[28] *Métamorphoses,* Paris, Payot/Rivages, 2020, p116

[29] Emmanuele Coccia, *op.cit.*, p29 et suivantes.

métissage, qui demandait aux Africains de se faire plusieurs. À la lumière de la science, nous sommes aujourd'hui en mesure d'entendre autrement cette parole profonde, ce qui devrait nous conduire à renoncer à la substantialisation qui voudrait que nous soyons des êtres d'un seul tenant, repliés sur nous-mêmes et fermés au monde environnant, ainsi que l'ontologie dualiste cartésienne l'avait établi. Sortir des apories du cartésianisme et de l'idéologie néolibérale de la croissance infinie, cela ne fait qu'un seul et même mouvement qui peut se dire ainsi : *habiter autrement la terre.* Cela passe par une nouvelle philosophie de la nature que l'on pourrait décliner en une politique de la relation, laquelle devrait commencer par renoncer au cloisonnement qui a voulu qu'entre les humains et le reste du vivant il y ait une barrière infranchissable. Ce nouvel impératif consistera à penser à nouveaux frais les fondements de l'anthropologie, ce qui revient non pas à égaliser toutes les formes de vie, ainsi que les tenants de la *deep ecology* nous y invite, mais à comprendre que l'être de l'homme tout comme celui des êtres inférieurs est d'essence interspécifique au sens où il n'est pas fait d'une substance différente de celle des autres espèces et des autres règnes de la nature, mais qu'il en est en quelque sorte la synthèse, puisque mille fils invisibles le rattachent à eux.

....

L'urgence aujourd'hui, c'est de renouer le fil rompu avec le vivant, ce qui revient à reconduire l'humain aux sources de la vie d'où il procède. Or, les ontologies africaines de la *force vitale*, malheureusement disqualifiées parce que réputées animistes et donc devenues inopérantes, n'ont jamais enseigné autre chose. Il importe de les réactiver, non pas par besoin d'exotisme, mais parce qu'elles sont une réserve de sens susceptibles de réenchanter le monde et de nourrir de nouvelles utopies émancipatrices. Plusieurs hypothèses ont été avancées pour expliquer le fait que le COVID-19 n'ait pas tué en Afrique autant de gens sinon plus qu'en Europe. Si l'hécatombe annoncée n'a pas eu lieu, au grand dam des oiseaux de mauvais augure qui prédisaient le pire, cela tient peut-être au fait que cette ontologie mécaniste qui voit dans la nature l'extériorité la plus radicale n'a jamais pu pénétrer les esprits et nourrir les imaginaires des Africains qui ne se sont jamais compris comme des étrangers dans leur environnement. Tirant leur subsistance et leur médecine depuis toujours de la nature, celle-ci leur a toujours paru une composante d'eux-mêmes, non pas au sens où ils feraient corps avec elle, ce qui n'a pas de sens puisqu'aucune humanité n'est au ras de la nature, mais parce que le partage qui nous paraît aujourd'hui si naturel entre nature et culture n'a rien d'universel. Il remonte à peine à la Renaissance européenne. C'est une invention de l'Occident. D'autres cultures, sous d'autres cieux, notamment africaines et amérindiennes, ont développé d'autres manières de se rapporter à la nature qui ne relèvent pas de la séparation et donc de la logique de la prédation capitaliste, ainsi que les travaux d'anthropologues tels Philippe Descola et Eduardo Viveiros dos Santos l'ont définitivement établi[30].

Références bibliographiques

Ouvrages

Eduardo Viveiros de Castro, *Métaphysiques cannibales*, Paris, PUF, 2020

Emmanuele Coccia, *Métamorphoses,* Paris, Payot/Rivages, 2020

Philippe Descola, *Par-delà nature et culture*, Paris, Gallimard, 2005

André Leroi-Gourhan, *Milieu et technique*, Paris, Albin Michel, 1945

Djalal al-Dîn Rumi, *Le Mesnevi*, Paris, Albin Michel, 1988

Pablo Servigne et Raphael Stevens, *Comment tout peut s'effondrer. Petit manuel de collapsologie à l'usage des générations présentes*, Paris, Seuil, 2015

Articles

Paul J. Crutzen et Eugene F. Stoermer, "The 'Anthropocene' ", Global Change. IGBP Newsletter, 2000, 41, p. 17--18

Couston Frédéric, « Crise environnementale ou crise conceptuelle ? », *Écologie & politique*, 2005/1 (N°30), p. 133-139. DOI : 10.3917/ecopo.030.0133. URL : https://www.cairn-int.info/revue-ecologie-et-politique1-2005-1-page-133.htm

Edgar Morin, « Sur la crisologie », in Communication, N° 25, 1976

Erwin Laszlo, *La grande bifurcation. Une fin de siècle cruciale,* Edition Tacor international, Paris, 1990

[30] Voir à ce propos Philippe Descola, *Par-delà nature et culture*, Paris, Gallimard, 2005 et Eduardo Viveiros de Castro, *Métaphysiques cannibales*, Paris, PUF 2020

7. LES VILLES SENEGALAISES A L'EPREUVE DU CORONAVIRUS COVID-19 : CONSTAT ET LEÇONS

Mouhamadou Mawloud DIAKHATE
Professeur
Université Gaston BERGER de Saint-Louis (Sénégal)
Laboratoire Leïdi « Dynamiques territoriales et Développement »
Mouhamadou.diakhate@ugb.edu.sn

1. Introduction

Peste, Fièvre jaune, Choléra, Ébola, Sras, Grippe aviaire ou Tuberculose… la menace des épidémies a contribué à façonner dans le temps et façonnent encore, en partie, le plan de beaucoup de villes du monde voire même leur organisation. Pour tous les médecins du Moyen-Âge, la corruption de l'air a été considérée comme la cause première de la peste, comme l'affirme, par exemple, Aldobrandini pour la ville de Sienne ou Ibn Khatimah pour Grenade. Ainsi, entre 1853 et 1887 Napoléon III et le Baron Haussmann, alors Préfet de Paris, font le projet d'assainir la capitale de France, confrontée aux épidémies de choléra, grâce à des réalisations architecturales et d'urbanisme mieux adaptées aux contraintes de l'hygiène publique. Dans cette ville, en l'absence de connaissances sur le mode de propagation de cette maladie diarrhéique et ignorant l'existence des bactéries, c'est l'air que l'on rend responsable de la maladie, jusqu'en 1883. D'où, les travaux d'amélioration du cadre de vie entrepris par Haussmann en sous-sol, par la construction de dizaines de kilomètres d'égouts. La gestion séparative de l'eau potable et des eaux usées a endigué les grandes épidémies de choléra qui ont complètement disparu de la capitale française.

Si les villes sénégalaises, pour les plus importantes, sont héritières des anciens comptoirs commerciaux implantés par la colonisation française, on peut dire que l'évolution de leur profil morphostructural est une réponse apportée en son temps aux périls sanitaires comme la peste ou la fièvre jaune (Seck, 1970). Le même principe appliqué à Paris le fut pour Dakar lors de la fameuse épidémie de peste que connut la Capitale de l'Afrique-Occidentale française au début du siècle dernier : la création du quartier de la Médina, intervint en août 1914, alors qu'une épidémie de peste atteint la ville. Une partie des populations autochtones du Plateau sont alors déplacées vers Xuru Xan (dépression de Xan) dans un village baptisé à l'origine Ponty-Ville en référence au gouverneur William Ponty. C'est le fondateur de la Confrérie religieuse des Tijàan du Sénégal, El Hadj Malick SY qui baptisa le village ainsi créé Madinatoul Mounawara ou Médine du nom de la deuxième ville sainte de l'Islam.

Plus de 150 ans après la formation des villes de Saint-Louis, Dakar, Rufisque, ..., le phénomène urbain au Sénégal est aujourd'hui caractérisé par son accélération constante et ses conséquences en matière d'environnement, de gestion du cadre de vie et de santé publique (Sinou, 1999). Il y a 2500 ans Hippocrate édictait déjà dans un traité « des airs, des eaux et des lieux », que la santé est tributaire de notre environnement et de notre habitat. Il disait « si on est malade tout seul, c'est qu'on a mangé quelque chose de mauvais. Mais si on est malades à plusieurs c'est que l'air n'est pas bon. Donc il faut changer l'air, le faire circuler ».

L'apparition au Sénégal, le 2 mars 2020, des premiers malades atteints par la COVID-19 a mis à nu les interrelations complexes entre l'urbanisation et la santé à travers les comportements différentiés de populations qui vivent la ville de façon singulière en rapport avec la fonction des quartiers (administratif, commercial, service du tertiaire et du tertiaire supérieur, universitaire, etc.). En effet, les attitudes et les comportements face à la pandémie sont variables selon le niveau d'éducation des citadins et selon les catégories socio-professionnelles. Si pour les intellectuels ce coronavirus est une réalité, pour les analphabètes, dans leur grande majorité, la COVID-19 est une maladie inventée par l'autorité politique pour des desseins inavoués si ce n'est encore une cabale venue de l'étranger (francs-maçons ou illuminati) contre l'Islam car pour eux, il est impensable que pour des mesures de conservation que l'on arrive à fermer des lieux de culte. Mais de manière générale, il faut noter que les comportements face à la maladie ont traduit, très tôt une conscience responsable de toutes les catégories de populations car les échos via les réseaux sociaux qui provenaient de la Chine, de l'Italie et de la France étaient très convaincants de la réalité de ce mal mystérieux. Cependant, cette conscience s'est effritée, dans le temps et dans l'espace, sous l'influence des discours contradictoires sur l'origine du mal relayés au niveau des espaces de rencontre et de socialisation appelés grand place[1], relayés aussi par les média officiels et les réseaux sociaux. Le doute s'est amplifié, lorsque le coronavirus ne semblait frapper les personnes âgées en priorité ; lorsque la possibilité d'être « porteur sain du virus » autrement dit un malade asymptomatique a été évoqué et lorsque sa virulence et sa létalité excluaient la population jeune.

Il s'y ajoute, sur le plan de la statistique, que le chaos prédit par l'Organisation Mondiale de la Santé sur l'Afrique et amplement médiatisé ne s'est pas encore vérifié. La ville de Dakar épicentre de la maladie au Sénégal (85 % des malades) qui compte, jour pour jour après l'apparition du cas zéro le 2 mars 2020, 2525 cas positifs sur les 3739 cas sur l'étendue du territoire national, est entré en défiance vis-à-vis des mesures de prévention édictées par l'État notamment l'État d'urgence et le couvre-feu.

En effet, le nombre peu élevé de décès liés au coronavirus COVID-19 (42 décès au 2 juin 2020) et une communication de conscientisation anxiogène menée par l'État a eu une conséquence inattendue manifestée par l'insouciance de la majorité des populations urbaines qui préfèrent « mourir du coronavirus que de mourir de faim ». Ces populations des couches urbaines les plus pauvres qui s'activent dans les petits métiers du secteur informel qui a pignon sur rue (marchands tabliers, marchands ambulants, marchands de fruits et légumes, mécaniciens de rue, menuisiers, porte-faix, laveurs de voiture, etc.) se sont auto-exclues du cadre normatif de vie et de prévention déterminé par l'Autorité politique. La frange la plus jeune de ces populations du secteur informel « respectent » passablement les règles barrières et, avec les jeunes des quartiers pauvres, affrontent quasiment tous les soirs le couvre-feu[2] décrété sur tout le territoire national. La récente manifestation d'exaspération manifestée par le Khalife général de la Confrérie des Mourides, Sérigne Mouhamadoul Mountakha Mbacké, contre le comportement d'une certaine frange de la population, est à inscrire dans le registre de la gouvernance difficile d'une ville cosmopolite comme Touba, capitale du mouridisme, qui est entrain de glisser de ville religieuse à ville à contenu religieux !

2. Développement urbain et risques sanitaires

Avec plus de la moitié de la population résidant en zones urbaines, le Sénégal présente un taux d'urbanisation supérieur à la moyenne observée en Afrique subsaharienne (40 %). Du fait de l'exode rural qui s'est accéléré lors de la séquence de sécheresse des années 1970 jusqu'au milieu des années 1980, la proportion de citadins a quasiment doublé. Elle a augmenté d'environ 10 % toutes les décennies et devrait s'établir à 60 %, en 2030. Toutes les villes-capitales de région et, notamment la métropole de Dakar, tirent leur croissance démographique de l'apport annuel de jeunes provenant de l'intérieur du pays. Cette métropole abrite un peu plus du 1/3 de la population urbaine sénégalaise, concentre près de 2/3 des emplois créés dans le pays et regroupe plus de 80 % des Petites et Moyennes Entreprises (PME) et des Petites et Moyennes Industries (PMI). Elle abrite aussi plusieurs centaines de milliers de personnes s'activant dans le secteur informel pour lesquelles se déplacer et travailler pour vivre, au jour le jour, est une question de vie ou de mort. Confiner une population pareille est donc une vraie utopie d'autant plus que l'on s'interroge sur la promiscuité des concessions qui reçoivent en moyenne, de la Médina à Yoff, de Ouakam à Guet Ndar, le triple voire le quintuple d'habitants qu'elles ne peuvent en prendre. En effet, il est très fréquent, dans toutes les villes du Sénégal, de trouver des maisons conçues pour abriter 7 personnes, contenir entre 10 à 15 âmes voire plus, formées par toutes les générations de la famille des grands parents aux petits enfants.

Les villes sénégalaises capitales de région présentent un déficit infrastructurel chronique et une carence de services publics que tentent de résorber les programmes d'urgence gouvernementaux actuels[3] (Plan Sénégal Émergent, PUDC, PUMA, Promovilles, etc.). Dans les villes secondaires, en particulier, 2/3 des ménages sont raccordés au réseau d'alimentation en eau, tandis que le 1/3 restant dépendent de bornes fontaines que l'on retrouve même dans certains quartiers de Dakar. Dans un registre connexe, seul 2/5 des foyers en milieu urbain disposent d'équipements sanitaires de base (latrines ou fosses septiques). D'ailleurs hormis Dakar, seuls six centres urbains bénéficient d'un accès partiel à un système d'égout, à savoir Rufisque, Louga, Saint-Louis, Kaolack, Thiès et les villes touristiques de Saly-Portudal et Mbour. Il s'y ajoute, dans toutes ces villes, un lancinant problème de gestion d'ordures ménagères et de divers déchets solides dont l'enlèvement n'est plus systématique. Encore moins leur tri voire leur transformation. Dans l'absolu, toutes les villes sont des espaces à grand risque sanitaire.

De plus, l'absence (ou leurs obsolescences) de documents de planification spatiale dans les collectivités territoriales est illustrée par la compétition que se livrent les acteurs du secteur informel sur les avenues et boulevards des villes mais aussi, par le changement de fonction de certains quartiers réputés résidentiels depuis toujours mais qui, aujourd'hui, se transforment en quartiers d'affaires, sans en avoir ni la structure ni la capacité de charge. Au demeurant dans de nombreuses villes, l'incapacité à maîtriser la dynamique urbaine pose d'énormes difficultés pour la satisfaction de la demande sociale massive dans le domaine de l'accès à l'eau, à l'assainissement, à un logement décent, aux soins de santé, etc.

Soumises à une urbanisation rapide et non planifiée, les villes du Sénégal apparaissent ainsi comme des espaces à risques sanitaires multiples. Mais, en même temps qu'elles représentent un risque pour la santé, l'urbanisation offre de plus en plus des possibilités de médicalisation avec toutefois un accès inégal aux soins des populations. Parmi les multiples dimensions déconcertantes de la croissance urbaine, la santé pose des problèmes aigus à l'État qui a la lourde charge d'équiper, sans grands moyens publics, des villes dont il ne maîtrise pas la croissance. La responsabilité des collectivités territoriales est aussi engagée, dans un contexte de décentralisation, car elles doivent définir des stratégies de prévention des épidémies dans les quartiers et de soins adaptées à des populations majoritairement pauvres mais socialement bien intégrées dans la vie desdits quartiers.

L'un des slogans de la campagne de riposte contre le coronavirus COVID-19 est « Lavez-vous les mains » ! Ce slogan a été bien pris en charge au niveau des quartiers par les relais sociaux notamment les Badianou Gokh ou « Marraines de quartier » qui sont de vrais relais médico-sociaux, dans le système médical sénégalais. Mais, le paradoxe est que le service de l'eau est défaillant dans certains quartiers de Dakar, le réseau de la Société des eaux SEN'EAU enregistre beaucoup de coupures, ce qui provoque d'ailleurs de temps à autre des protestations et parfois des émeutes plus ou moins graves. Il va sans dire que l'absence des services de base (eau et électricité) se traduit par une hygiène défectueuse qui offre des conditions bio-écologiques favorables au développement de germes pathogènes (virus, bactéries, parasites) responsables de nombreuses maladies qui sévissent dans l'espace urbain.

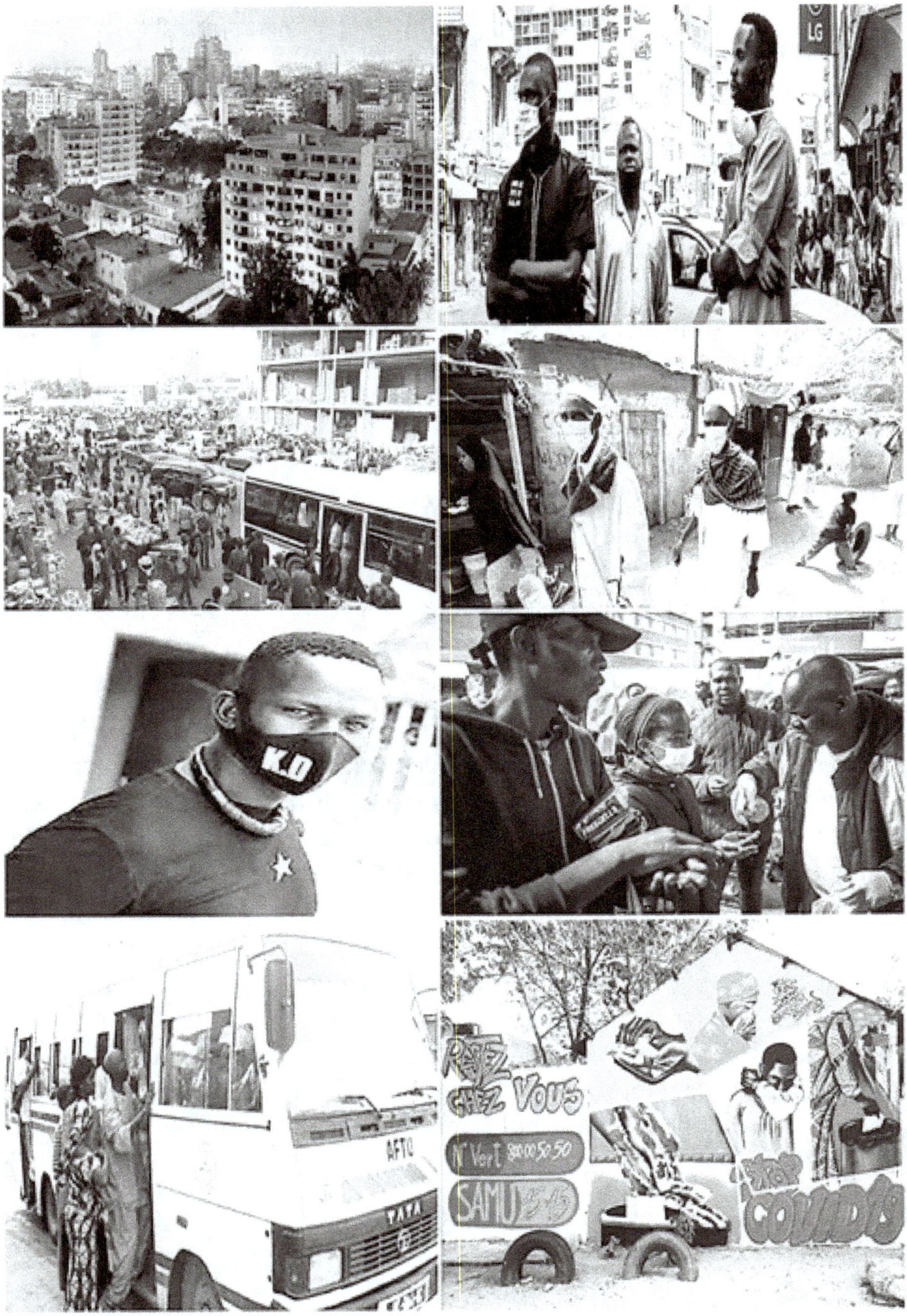

Scènes de vie en milieu urbain au Sénégal, avec le coronavirus COVID-19

3. Des prédispositions sanitaires explosives mais aussi des capacités de résilience insoupçonnées

Les fortes concentrations humaines dans les espaces de vie les plus pauvres (quartiers populaires de la Médina, de Grand Yoff, de Guinaw rail -littéralement derrière le rail- dans la région de Dakar ou de Guet Ndar dans la ville de Saint-Louis) et la densité et l'importance de l'habitat précaire surtout dans les espaces d'habitats irréguliers, apparaissent comme des caractéristiques épidémiologiques déterminantes pour les pathologies de promiscuité et des facteurs aggravants dans les pathologies de pauvreté (Salem, 1998). Ainsi, les processus d'urbanisation en cours génère une situation d'épidémiologie nouvelle caractérisée par un cumul de pathologies infectieuses et parasitaires classiques des pays pauvres avec les pathologies dites des pays riches comme l'hypertension artérielle, l'obésité, le diabète, les cancers, etc. Il est important de préciser, en faisant écho au discours officiel, que « de la même manière que l'urbanisation s'accentue, les politiques de santé ont connu de nombreuses mutations qui ont considérablement renforcé l'offre publique de soins pour atténuer les effets pervers du phénomène ». Dans ce contexte, les villes se caractérisent par un système de soins variés et complexes avec une large offre de soins modernes et spécialisés mais avec de grandes inégalités d'accès. Ce qui fait le lit d'une médecine traditionnelle omniprésente et en plein essor qui a eu d'ailleurs son mot à dire dans le combat contre la pandémie. Plusieurs remèdes (soi-disant potions magiques) ont été formulés par des charlatans de tout acabit. D'aucuns prétendant même détenir leur secret de Dieu !

Toutefois, les problèmes de santé rencontrés dans les villes sénégalaises sont, de façon générale, plus des problèmes sociaux que des problèmes médicaux : il est rarissime que les médecins soit médicalement dépassé devant une infection respiratoire, une diarrhée, une rougeole ou un accès palustre mais ils le sont très vite lorsque le patient ne dispose d'aucune forme de prise en charge malgré tout le dispositif social mis en place par l'État (Couverture Maladie Universelle, Plan Sésame pour les plus de 60 ans, etc.). Et les problèmes sociaux tiennent à la vitesse de la croissance urbaine qui finit par donner naissance à des bidonvilles et des taudis qui traduisent une forte hétérogénéité à l'intérieur des villes, avec une opposition prononcée entre « ville légale » et « ville illégale », entre quartiers planifiés et quartiers construits en dehors des normes urbanistiques légales. Ce phénomène génère, de manière croissante, des besoins en matière de logement décent, d'accès à l'eau potable, d'assainissement, de collecte des ordures ménagères, d'accès aux soins de santé, etc. On est là dans un cercle vicieux créé par la pauvreté qui démultiplie, mécaniquement, l'impact des épidémies.

La COVID-19 a fini de démontrer que la non satisfaction des demandes en services sociaux de base affecte le bien-être des populations les plus pauvres et provoque une augmentation de leur vulnérabilité. Plusieurs interrogations sont à résoudre face au coronavirus : comment planifier l'action sanitaire dans des villes « incontrôlées » qui font face à des situations épidémiologiques explosives? Comment assurer le minimum d'infrastructures sanitaires dans des villes pratiquement sans ressources, en dehors de la ville de Dakar? Comment assurer un système de santé avec des populations qui ne déclarent pas leur propre cas en raison de la stigmatisation?

Le Ministère en charge de la Santé du Sénégal a mis, depuis plusieurs décennies, en place des programmes de renforcement des soins de base qui ont consacré des progrès considérables dans l'offre de soins dans les villes capitales de région de Dakar. Cependant, le risque demeure quand même entier pendant que se créent des espaces épidémiogènes.

4. Espaces épidémiogènes et COVID-19 : pourquoi le désastre tant attendu, au Sénégal, n'a pas eu lieu (pour le moment) ?

Depuis la fin de l'ajustement structurel et des politiques de restriction budgétaire prescrits par le Fonds monétaire international et la Banque mondiale, vers la fin des années 1990, le Sénégal, à l'instar de beaucoup de pays africains, est quasiment devenu un « État mendiant » qu'il faut prendre par la main et tout offrir au nom de son intégration au Monde libéral fondé sur la croyance dans les vertus autorégulatrices du Marché. Ce Monde, qui jusqu'au début de l'année 2020 était la référence planétaire avec sa philosophie, ses codes et ses exigences, vient d'être frappé de collapsus par le coronavirus COVID-19. Ce fait n'est pas nouveau : l'effondrement presque simultané des empires chinois et romain dans les premiers siècles de notre ère s'explique en partie par la virulence des épidémies qui se diffusaient le long des routes commerciales. Mais les mobilités étaient alors sans commune mesure avec celles d'aujourd'hui. Pour les flux humains mondiaux, la différence est particulièrement marquée pour les classes supérieures. Les plus aisés voyagent, les pauvres ne connaissent que leurs villages et leurs voisinages immédiats. La sociabilité des plus riches a toujours été internationale, voire cosmopolite. Et, aujourd'hui, leur mobilité a pris une nouvelle dimension sous l'effet de la globalisation, et de l'urbanisation planétaire. Dakar est devenue une banlieue de Paris, Rome ou Barcelone. Dès lors, face à ce nouveau virus à la fois hautement social et difficilement détectable, les classes supérieures ont été des super-agents disséminateurs. Ce n'est pas pour rien que les pays touchés les premiers sont parmi les plus riches du monde.

En revanche, le Sénégal, pays pauvre, alors que rien ne l'y prédisposait, a résisté (ou mieux résiste encore). Ses villes, lieux d'incubation d'infections et de maladies de toutes sortes, ont réussi à déjouer les préjugés et prévisions catastrophiques de l'Organisation Mondiale de la Santé[4], concernant la diffusion de la pandémie en Afrique qui devait payer le tribut le plus lourd de l'humanité. Ce ne fut pas le cas, le scénario chaotique imaginé pour les villes sénégalaises et africaines n'a pas eu lieu. Il faut évidemment se garder de toute prévision hâtive. Car, l'impact de la pandémie dépendra notamment de sa durée dans le pays. Pour le moment, en termes de létalité, la COVID-19 est moins dangereuse que le Paludisme (Malaria). En ayant tué environ 45 personnes en trois mois de présence, ce virus fait moins que le Paludisme qui tue aujourd'hui environ 500 personnes durant les trois mois que dure la saison des pluies même si la mortalité vient d'effectuer un bond inquiétant dépassant les 250 morts au 15 août 2020. Ce virus fait moins que les 300 décès annuels dus à la Tuberculose ou encore les 3 000 enfants victimes, tous les ans, de Pneumonie.

Pour l'Autorité politique, les villes sénégalaises ne peuvent pas vivre la pandémie comme les villes italiennes, espagnoles ou françaises en étant mise-en-défens et leurs populations confinées dans leurs domiciles. L'économie nationale ne tiendrait pas le coup. Donc, « tenter de vivre avec cette maladie » a été officiellement comprise comme la solution la moins mauvaise parce que la COVID-19 présente une morbidité qui, à la différence du SRAS, ne semble pas totalement inacceptable même si un mort est toujours un mort de trop. Le Sénégal a donc cherché à contrôler le virus plutôt que de chercher à l'éliminer, ce qui n'est d'ailleurs pas dans ses intentions ni dans ses possibilités techniques et technologiques. Outre les gestes barrière et la « distanciation physique »[5], un « État d'urgence »[6] a été promulgué qui a interdit tous les rassemblements (y compris une réglementation des marchés traditionnels et les marchés ruraux) et la mobilité interurbaine.

Ainsi, les villes qui ont développé des foyers d'infection ont été systématiquement mises en quarantaine. Toutes les villes ont donc vécu en semi-confinement à l'effet de contrôler la diffusion du virus. Aujourd'hui, le dispositif a été allégé malgré l'augmentation des cas en raison de la grande pression exercée par une certaine catégorie de chefs religieux qui croient fermement que le coronavirus « est en mission divine sur Terre pour corriger les innombrables pêcheurs qui enfreignent quotidiennement la loi de Dieu ». Pour eux, la fermeture des lieux de culte augmenterait « la colère divine » et ce n'est que par la prière que le virus retournera vers son créateur. Quid du grand Magal de Touba et du Gamou de Tivaouane. Ce qui est sûr, c'est que dans les villes sénégalaises se construit, petit-à-petit et à bas bruit, une immunité collective. Beaucoup de scientifiques locaux avancent comme hypothèse la transformation de la pandémie en endémie qui actera la banalisation du coronavirus COVID-19. Cette dernière ne serait plus qu'une grippe dont la saisonnalité restera à déterminer. D'où, la nécessité de réfléchir sur le profil de la ville sénégalaise de l'après COVID-19.

5. Conclusion

Nombreux sont les enseignements que l'on peut tirer de cette crise sanitaire sans précédent au Sénégal. En effet, dès son apparition, la COVID-19 a été associée, en milieu urbain, à des facteurs démultiplicateurs du danger de propagation rapide comme les conditions environnementales médiocres (eau à potabilité douteuse, assainissement insuffisant, gestion partielle des ordures ménagères, logement précaire) et socio-économiques (niveau de revenu et pauvreté) plus prégnantes dans les quartiers à urbanisation irrégulière et spontanée. Cette photographie est qualificative de la quasi-totalité des villes du Sénégal qui développent peut-être, sans en avoir une nette conscience, la production d'espaces épidémiogènes, c'est-à-dire des espaces dont le fonctionnement génère des germes pathogènes qui provoquent des processus pathologiques et qui contribuent à faire apparaître et propager des phénomènes morbides au sein d'une population. Cependant, cette situation est inégalement vécue par les citadins au regard des risques sanitaires moins élevés pour les habitants des quartiers résidentiels (Point E ou Fann résidence, pour Dakar) ou planifiés (SICAP, HLM et Fann Hock) dont des conditions de vie relativement décentes leur procurent, en théorie, un cadre d'hygiène normalisé et une bonne santé.

Mais il est important de noter que l'inadéquation de la réglementation actuelle, en matière d'aménagement et de gestion du territoire, entraîne des distorsions sur les marchés foncier et immobilier, et conduit au développement d'implantations sauvages jusqu'au cœur même des centres villes, dans les quartiers résidentiels, à la périphérie des villes voire même jusque dans des zones non aedificandi sujettes aux inondations provoquées par les pluies d'hivernage[7].

À l'heure du bilan définitif de la pandémie, il sera peut être nécessaire de relativiser une certaine vision que d'aucuns (scientifiques, décideurs politiques, citoyens) ont encore des pays sous-développés et de l'Afrique en règle général. La COVID-19 me semble être une chance pour les villes du Sénégal, parce qu'elle a permis de donner des réponses pratiques à certaines problématiques telles que l'occupation anarchique de l'espace, l'éradication de l'habitat précaire ou informel au profit d'un habitat adapté au milieu naturel, la maîtrise de la pollution de l'air, de l'eau et la sauvegarde des écosystèmes qui apportent une plus-value à l'équilibre écologique de la ville, l'invention de métiers du futur à l'effet d'enrayer le déclin de l'économie urbaine dans ses formes actuelles, l'inversion de la courbe de pauvreté des populations citadines, l'éradication de l'insécurité et l'ouverture au plus grand nombre aux services sociaux de base.

La COVID-19 a aussi révélé que la santé, en milieu urbain, découle moins des services de soins eux-mêmes que de l'amélioration des conditions de vie. La santé publique en elle-même requiert une vision globale et une approche intégrée prenant en compte toutes ses dimensions et implications. Les enseignements et expériences tirés de la mise en œuvre du programme national de riposte[8] contre la COVID-19, recommandent aux autorités publiques et territoriales d'entreprendre, sans délai, des actions élaborées dans le domaine de l'habitat précaire et de l'assainissement. Il s'agit concrètement de promouvoir la santé des pauvres par l'amélioration des conditions environnementales de leurs cadres de vie et par un système numérisé permettant de rapprocher les soignants des patients (télémédecine) et les services de santé de l'environnement humain, social, culturel et économique des patients afin d'humaniser le rapport digital qui s'est déjà imposé aux sociétés urbaines. Sénèque disait qu'il n'y a pas de vent favorable pour celui qui ne sait pas où il va. Le chemin du nouveau développement urbain a-t-il été balisé par la pandémie liée au coronavirus COVID-19 ? Rien n'est moins sûr.

Notes

[1]Grand'place – La Grand'Place est un haut lieu de vie sénégalais ouverte aux quatre vents et sommairement meublé. Elle est un lieu de sociabilité qui accueillent, entre autres, le troisième âge, qui y trouve bien plus que le simple plaisir de passer le temps ensemble.

[2]Couvre-feu – Le 14 mars, le Président de la République annonce la fermeture des écoles et universités et l'annulation de toutes les manifestations publiques y compris la célébration des 60 ans d'indépendance du pays. Le 23 mars 2020 est décrété l'état d'urgence et un couvre-feu de 20h à 6 h du matin sur l'étendue du territoire national. Le couvre-feu a été allégé, en raison du Ramadan, de 21h à 5h du matin.

[3]Programme d'urgence du gouvernement du Sénégal

Plan d'Urgence de Développement Communautaire (PUDC) – Le Programme d'urgence de développement communautaire vise à contribuer à l'amélioration de l'accès des populations rurales aux services sociaux de base à travers la mise en place d'infrastructures socio-économiques. Les objectifs spécifiques du programme concourent à :

- renforcer l'accès des populations aux infrastructures et équipements socio-économiques de base (pistes rurales ; hydraulique ; énergie et équipements de production et de transformation agricole) ;
- renforcer la productivité des populations rurales et valoriser la production agricole et l'élevage à travers (i) l'accès aux semences, et aux techniques de production, de transformation et de commercialisation, le renforcement de la protection zoo sanitaire, et la construction et la réhabilitation des infrastructures (parcs à vaccination et abattoirs), et (ii) l'accès au financement ;
- renforcer les capacités des acteurs institutionnels, groupements professionnels et acteurs locaux en entreprenariat rural, en leadership et maîtrise d'ouvrage / œuvre, et gestion communautaire, et ;
- développer et mettre en place un système de suivi-évaluation géo-référencé à même de renseigner des progrès du projet et de servir au pilotage de la politique sociale du gouvernement.

Programme d'Urgence de Modernisation des Axes et Territoires frontaliers (PUMA) – Le PUMA représente l'expression d'une forte volonté politique du Chef de l'État Macky SALL, de répondre à l'impérieuse nécessité d'assurer la prise en charge effective et immédiate des préoccupations légitimes des populations des parties névralgiques du territoire national. Les orientations stratégiques sont articulées autour des trois axes majeurs ci-dessous :

- L'axe 1 prône une transformation structurelle de l'économie à travers la consolidation des moteurs actuels de la croissance et le développement de nouveaux secteurs créateurs de richesses, d'emplois, d'inclusion sociale et à forte capacité d'exportation et d'attraction d'investissements;

- L'axe 2 est une amélioration significative des conditions de vie des populations, une lutte plus soutenue des inégalités sociales tout en préservant la base de ressources et en favorisant l'émergence de territoires viables;
- L'axe 3 vise le renforcement de la sécurité, de la stabilité et de la gouvernance de la protection des droits et libertés, la consolidation de l'état de droit afin de créer les meilleures conditions d'une paix sociale et de favoriser le plein épanouissement des potentialités.

Programme de Modernisation des villes (Promovilles) – Le PROMOVILLES prévoit la réalisation, dans différentes villes du Sénégal, de plus de 300 Km de voiries incluant leurs dépendances (assainissement, éclairage public et aménagement paysager) pour un coût global de 280 milliards. Les objectifs spécifiques de ce programme sont :

- le renforcement de l'accès des populations urbaines aux infrastructures routières en vue de faciliter leur déplacement en sécurité avec une réduction significative des coûts des transports et une amélioration sensible de la mobilité ;
- le renforcement du système de drainage des eaux pluviales pour faire face aux phénomènes d'inondation ;
- le renforcement de la sécurité des personnes et des biens à travers un système d'éclairage public conforme aux normes requis en la matière ;
- l'amélioration du cadre de vie des populations par la réalisation d'espaces publics avec un type d'aménagement respectant les normes environnementaux.

[4]Organisation Mondiale de la Santé – L'Organisation mondiale de la santé est une agence spécialisée de l'Organisation des Nations unies pour la santé publique créée en 1948. Elle dépend directement du Conseil économique et social des Nations unies et son siège se situe à Pregny-Chambésy, dans le Canton de Genève, en Suisse. Elle est aujourd'hui soupçonnée d'être à la solde d'un groupe de pression international, dont le plus en vue est Bill Gates, qui voudrait profiter de la pandémie pour réduire la population mondiale et notamment africaine.

[5]Distanciation physique – La distanciation physique ou éloignement sanitaire (social/physical distancing) est une mesure visant à éloigner les individus les uns des autres, notamment à l'extérieur. C'est l'une des mesures non pharmaceutiques de Contrôle des infections prises par les responsables de la santé publique pour arrêter ou ralentir la propagation d'une maladie très contagieuse comme COVID-19. L'objectif de la distanciation sociale est de réduire la probabilité de contacts entre les personnes porteuses d'une infection et d'autres personnes non infectées, de manière à réduire la transmission de la maladie, la morbidité et la mortalité. C'est un des comportements-barrière qui participe à la réduction des risques sanitaires.

[6]Etat d'urgence – Après la fermeture des frontières nationales et de l'espace aérien sénégalais pour stopper les cas importés, l'État a proclamé l'état d'urgence et le

couvre-feu qui certes sont des mesures généralement jugées salutaires mais contre-productives selon d'autres avis. N'oublions pas la situation dans les transports urbains à Dakar déjà très chaotique aux heures de pointe même avant la COVID-19. Au lendemain de l'annonce du couvre-feu, la situation du « sauve-qui-peut » entre 18h et 20h a fait que les usagers, en voulant éviter à tout prix les contreventions administratives, devraient s'entasser dans les transports collectifs pour rallier la banlieue sans se préoccuper des consignes et gestes barrières de distanciation sociales préconisés par les autorités sanitaires (Cf. Wade C.S., 2020).

[7]Hivernage – L'hivernage correspond à la saison des pluies dans les pays tropicaux, généralement juin-octobre dans l'hémisphère nord (par exemple Antilles, Sénégal) ou décembre-avril dans l'hémisphère sud. Les pluies, appelées tornades, y sont rares, mais intenses (lorsque leur durée atteint 2 heures elles emportent les routes et les habitants), forçant les habitants à rentrer et cesser toute activité (d'où le nom hivernage), chacune est précédée quelques minutes avant d'un calme lourd et humide puis d'un court mais violent ouragan. C'est la période de prolifération de l'anophèle (femelle du moustique) qui donne le Paludisme.

[8]Risposte COVID-19 – Afin d'atténuer l'impact économique de la pandémie du coronavirus, le Président de la République Macky SALL, a créé un Fonds de riposte et de solidarité contre les effets du COVID-19, #FondsForceCovid19, qui est doté de 1 000 milliards de FCFA. Ce Fonds est alimenté par l'État, le secteur privé, les partenaires au développement et par des contributions volontaires.

Bibliographie indicative

Hiernaux, G. Le rôle du grand commerce dakarois, Dakar, Univ. de Dakar, 1961, 112 p. (Diplôme d'Études Supérieures)

Lengyel, E. Dakar avant-poste de deux hémisphères (trad. Georges Strem), Didier, 1943, 293 p.

Ndione, E. Dakar, une société en grappe, Karthala, Paris, 1993, 212 p.

Seck, A., Dakar, métropole ouest-africaine, Dakar, IFAN, Université de Dakar, 1970, 517 p. (thèse)

Seck, M. Population et habitat du centre de Dakar, le secteur de l'avenue Lamine Gueye, Dakar, Université de Dakar, 1984, 94 p. (Mémoire de Maîtrise)

Sinou, A. Comptoirs et villes coloniales du Sénégal : Saint-Louis, Gorée, Dakar, Karthala, 1999, 344 p.

Salem, G., 1998. La santé dans la ville. Géographie d'un espace dense: Pikine (Sénégal). Éditions Karthala-ORSTOM, Paris, 360 p.

8. COVID-19 A TAMBACOUNDA : PERCEPTIONS ET MESURES BARRIERES PRATIQUEES PAR LES ELEVES DURANT LA REPRISE DES COURS POUR L'ANNEE SCOLAIRE 2020

Priska MANGA[1], Pierre Corneille SAMBOU[2], Cheikh DIOP[3], Demba Nialy NDAO[4]

[1] Enseignant-chercheur au Département de Sociologie, UCAD, priska.manga@ucad.edu.sn
[2] Enseignant-chercheur au Département de Géographie, UCAD, pierrecorneille.sambou@ucad.edu.sn
[3] Enseignant-chercheur au Département de Géographie, UCAD, cheikh83.diop@ucad.edu.sn
[4] Doctorant, Département de Géographie, UCAD, dembanialy@yahoo.fr

Résumé

L'étude s'intéresse au respect des gestes barrières par les élèves dans un contexte de COVID-19 et de reprise des cours en début d'hivernage dans la commune de Tambacounda. Pour ce faire un questionnaire a été soumis à 150 élèves des classes de CM², troisième et terminale. Les résultats montrent une utilisation courante du masque. Du fait d'une chaleur importante au mois de juin, plus ressentie entre 12 et 14 heures, le masque empêche les élèves de mieux respirer et de bien se concentrer ; ce qui les incite à le mettre sous le nez. L'hivernage 2020 a démarré tôt et les élèves sont parfois surpris par la pluie sur le chemin de l'école. Pour réviser les apprenants restent à la maison en faisant des recherches sur internet. Les impacts globaux notés sont une perturbation de l'année, un programme scolaire inachevé mais aussi des résultats satisfaisants.

Mots clés : COVID-19, école, chaleur, gestes barrières, Tambacounda

COVID-19 in Tambacounda: Perception and Barrier Measures Practiced by Pupils during the Resumption of Classes for the School Year 2020

Abstract

The study focuses on pupils' adherence to barrier measures in the context of COVID-19 and the resumption of classes at the start of the rainy season in Tambacounda. To do this, a questionnaire was submitted to 150 final year pupils of Elementary, Middle and High school (CM², 3ᵉ, and Terminale). The results show routine use of the mask and ¼ of the pupils suffer from respiratory illnesses. Due to the significant heat in June, which is most felt between 12 and 2 p.m., wearing a mask prevents better breathing and concentration, pushing pupils to put it under their noses. The 2020 rainy season has started early and pupils are sometimes surprised by the rain on their way to school. To revise, learners stay at home where they do research by using the internet. The overall impacts noted are a disruption of the school year, an unfinished curriculum but also satisfactory results.

Keywords: COVID-19, School, Heat, Barrier measures, Tambacounda

1. Introduction

Le 2 mars 2020, le Sénégal qui était jusque-là épargné par la pandémie qui s'était déclarée plus tôt en Orient et Occident, enregistrait officiellement son premier cas de COVID-19. Plusieurs secteurs furent affectés parmi lesquels le système éducatif. A cet effet, l'Etat prit la décision de fermer, pratiquement au milieu de l'année académique, tous les établissements scolaires et universitaires sur l'étendue du territoire national. La situation qui s'observait au Sénégal n'est pas un fait isolé. En effet, « la pandémie de COVID-19 a provoqué la plus grande perturbation des systèmes éducatifs de l'histoire, dont ont pâti la quasi-totalité des élèves et des enseignants de la planète … » (ONU, 2020, p. 5). C'est ce constat que relève Durpaire J.-L. (2020, p. 2) dans son article intitulé « Quelques effets de la COVID-19 sur l'école dans le monde » en ces termes : « Au 25 mars, 165 pays avaient fermé leurs écoles, affectant près de 1,5 milliard d'élèves ; ces nombres croîtront jusqu'à atteindre 194 pays et 1,725 milliard d'élèves durant le mois d'avril, pour redescendre à partir de début mai. ». C'est dans ce contexte que l'État du Sénégal, après une reprise ratée le 2 juin et après trois mois de fermeture, décida de la réouverture des classes d'examen le 25 juin 2020 afin de permettre aux candidats au CFEE[31] , BFEM[32] et Bac[33] de préparer les examens. Ces derniers étaient prévus à partir du 20 août 2020 pour le CFEE et l'Entrée en 6e, 14 septembre 2020 pour le BFEM et enfin à partir du 31 août 2020 et 02 septembre 2020 respectivement pour le Baccalauréat technique et général.

Cette reprise est diversement appréciée par les acteurs de l'éducation (enseignants, parents d'élèves, élèves, partenaires à l'éducation. C'est le cas des syndicats d'enseignants qui jugent inopportune la reprise. D'ailleurs, Dame Mbodji[34] s'étonne de cette volonté de reprise malgré la propagation de la maladie, comparée au nombre de personnes infectées lors de l'arrêt des cours. Il s'exprime en ces termes : « Avec moins de 10 cas d'infection au Covid19, il ferme les écoles. Pourquoi devrait-il les rouvrir au moment où la maladie se propage à

[31] Certificat de Fin d'Etudes Elémentaires

[32] Brevet de Fin d'Etudes Moyennes

[33] Baccalauréat

[34] Secrétaire général du Cadre Unitaire Syndical des Enseignants du Moyen Secondaire (CUSEMS).

vitesse grand V, avec près de 6 mille cas »[35]. Mieux, cette incompréhension est plus visible avec le retour des enseignants avec les bus de la compagnie de transport nationale Dakar Dem Dikk (DDD) qui a regroupé des centaines d'enseignants dans les différents terminus, en particulier celui de Liberté 5. A cela s'ajoute le report de la reprise après que des enseignants soient testés positifs à la COVID-19.

La période de reprise des cours a correspondu au début de la saison pluvieuse dans la commune de Tambacounda, terrain d'étude pour cet article. Par sa localisation dans la région du même nom, située à l'est, elle fait partie des zones qui enregistrent les premières pluies. En effet les régions orientales font partie des premières à recevoir la pluie (Sagna P., 2007). Il se pose ainsi la question de la disponibilité des salles de classes et des abris provisoires non fonctionnels dès les premières pluies. Or, le rapport national sur la situation de l'éducation révèle 10,3 % d'abris provisoires au primaire et 15,7 % pour le moyen[36] dans la commune de Tambacounda. Aussi, les apprenants sont une main-d'œuvre pour les travaux champêtres qui commencent avec la réouverture des classes d'examen.

A part la pluviométrie, la partie orientale du pays est celle où, du fait de sa continentalité, les températures font partie des plus élevées. La chaleur est souvent évoquée comme frein aux mesures barrières, le port du masque en particulier. Tous ces éléments justifient la pertinence du choix de la commune de Tambacounda pour analyser le respect des gestes barrières par les élèves pendant la reprise des cours caractérisée par la chaleur, le début de l'hivernage et la lutte contre la COVID-19.

D'un autre côté, les autorités scolaires défendent la reprise en s'appuyant sur le respect des mesures barrières et la mise en place d'un dispositif pour le respect de ces mesures. C'est dans ce contexte que les écoles ont été dotées de masques, de dispositifs de lavage des mains, de gels hydroacooliques, de thermo-flash pour le contrôle de la température corporelle de l'ensemble de la population scolaire et la réduction des effectifs dans les salles de classes à 20 élèves au maximum.

---

[35] Mortalla Diop ; Sénégal éducation et Covid19 : une reprise des cours sur fond de polémiques ; July 09, 2020, https://africanconstituency.org/news/senegal-education-et-covid19-une-reprise-des-cours-sur-fond-de-polemiques, consulté le 8 janvier 2021.

[36] Rapport national sur la situation de l'éducation 2019, p. 51 et 67.

Toutefois, si ces mesures semblent pertinentes, quel a été leur niveau d'acceptation par la population scolaire ? Quelles sont les représentations autour du respect des mesures barrières par les élèves dans la commune de Tambacounda ?

Cette étude part de l'hypothèse suivante : avec la chaleur, les élèves auront du mal à respecter les gestes barrières à l'école

2. Méthodologie

La région de Tambacounda est l'une des plus grandes du pays. Elle représente 21,5 % de la superficie et concentre 5,1 % de la population sénégalaise (ANSD, 2015, p. 37). Du fait de sa continentalité liée à sa position méridienne et orientale (figure 1), elle est l'une des plus chaudes et l'une des plus pourvues en pluie au Sénégal.

Figure 4 : Localisation de la commune de Tambacounda

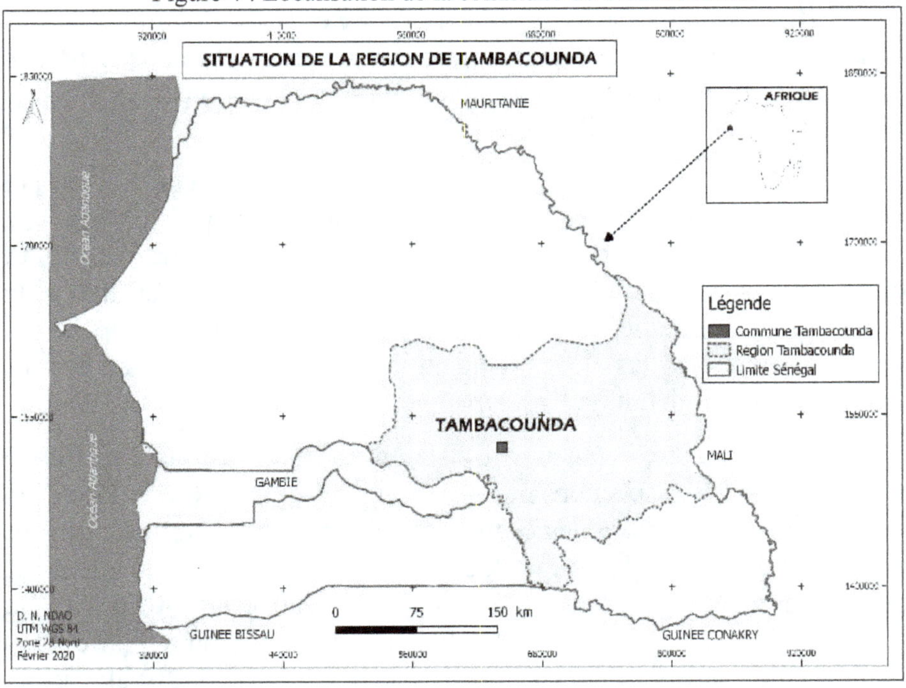

Pour faire cette étude une enquête quantitative a été menée. Elle a pour cible les élèves des classes de CM2, Troisième et Terminale. L'échantillonnage est de type raisonné, c'est-à-dire un échantillonnage non probabiliste. Les enquêtés sont recrutés au fur et à mesure qu'on avance sur le terrain selon un effet boule de neige. Ce sont 150 élèves qui ont été finalement enquêtés (tableau 1).

Tableau 1 : Nombre d'enquêtés par niveau d'étude

Classe	CM2	Troisième	Terminale	Non réponse	Total
Effectif	54	57	36	3	150
Pourcentage (%)	36	38	24	2	100

Les enquêtes ont été réalisées au cours du mois de septembre 2020. Elles ont concerné aussi bien les établissements publics, au nombre de 16, que privés, au nombre de 8 (tableau 2). Ce sont 71 filles et 66 garçons qui y sont interviewés[37] avec en CM2, 24 garçons et 26 filles contre 27 garçons et 27 filles en Troisième et 15 garçons et 18 filles en Terminale.

Tableau 2 : Répartition des enquêtés selon l'établissement scolaire, la classe et le genre

Etablissement		CM2			Collège (3e)			Terminale			Total
Type	Nom	G	F	T	G	F	T	G	F	T	
Public	Mame Cheikh Mbaye					3	3	3	10	13	16
	Thierno Souleymane Agne				5	10	15				15
	Batou Diarra	6	4	10							10
	Médina Coura	3	7	10							10
	Gourel Diadié		1	1	5	1	6				7
	Adja Aïda Mbaye	3	5	8							8
	Gouye				5	3	8				8
	Tamba Commune				1		1	5	2	7	8
	Abattoirs		1	1	1	4	5				6
	Moriba Diakité				4	2	6				6
	Quinzambougou				1	3	4				4
	Saré Guillèle 1, 2		5	5							5
	Sada Maka Sy	3		3							3
	Affia				1		1				1
	Lamine Danfakha					1	1				1
Privé	Saint Joseph	6	3	9							9
	Lamine Gueye				2		2	3	3	6	8
	Jean XXIII				2		2		1	1	3
	Excellence							1	2	3	3
	Saint Jean Paul 2	3		3							3
	Elite							1		1	1
	Référence							1		1	1
	Acapes							1		1	1
Total		24	26	50	27	27	54	15	18	33	137

[37] Pour le reste, le genre ou le nom de l'école n'a pas été précisé par les enquêtés.

Les données de températures et de précipitations mobilisées, proviennent de l'Agence Nationale de l'Aviation Civile et de la Météorologie (ANACIM). Les données de températures correspondent à la période des mois d'avril à août 2020. Quant à celles relatives à la pluviométrie, elles s'étendent de 1961 à 2020. La normale utilisée est celle de 1981-2010, qui est la plus récente permettant de caractériser le climat d'une station. Les dates de début effectif de l'hivernage se calquent sur le raisonnement de Gueye et Sivakumar (1992) qui considèrent la date de début de la saison de pluie comme celle qui, à partir du 1er mai, reçoit 20 mm en 1 ou 2 jours consécutifs sans pause sèche supérieure à 7 jours dans les 30 jours suivant cette date.

3. Résultats

3.1 Perceptions sur la COVID-19

Dès l'entame de cette étude, il nous a paru important d'avoir une vue d'ensemble sur la manière dont les élèves considèrent le coronavirus, les gestes barrières adoptés et voir s'ils souffrent ou non d'une quelconque maladie.

La plus grande partie des élèves interrogés, avec respectivement 33 %, 31 % et 29 %, perçoivent le coronavirus comme étant une maladie dangereuse, mortelle et contagieuse (figure 2). Un nombre moins important d'élèves soit 7 % et 4 % perçoivent cette maladie comme étant une pandémie et un virus. Enfin, 6 % ont évoqué les difficultés respiratoires, qu'elle causait une souffrance, d'autres problèmes sans préciser lesquels, etc.

Figure 5 : Perceptions sur la COVID-19

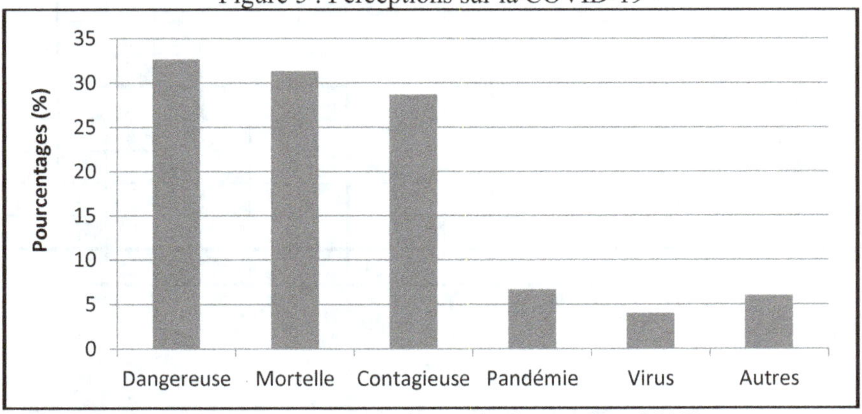

Source : Enquêtes de terrain (septembre, 2020)

3.2 Mesures adoptées contre la COVID-19

Le port du masque reste le geste barrière qui a été le plus employé avec près de 87 % des élèves enquêtés (figure 3). Le lavage des mains, l'application du gel hydro-alcoolique et la distance physique sont déclarés par 56 %, 52 % et 39 %. Même s'il y a des élèves qui ne respectent que quelques-unes de ces mesures, il ne faut pas oublier le fait que l'Etat veillait à ce que les établissements scolaires disposent de tous les produits nécessaires au respect des mesures barrières.

Figure 6 : Gestes barrières appliqués

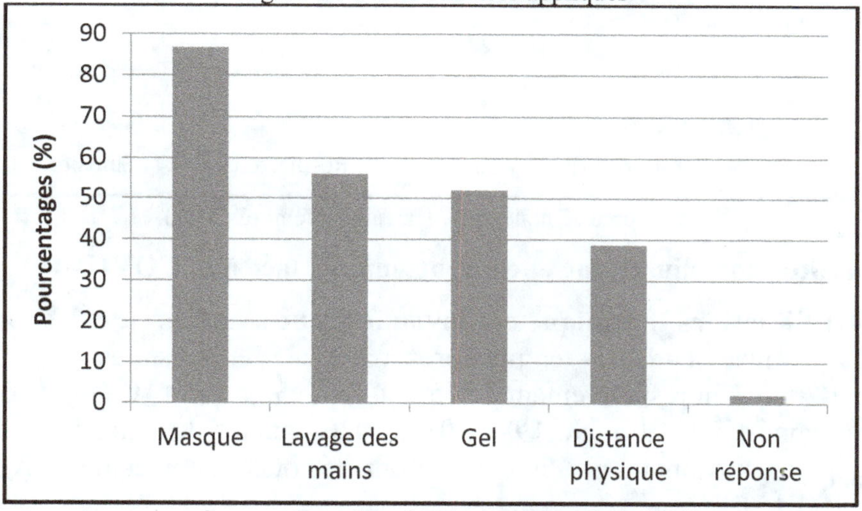

Source : Enquêtes de terrain (septembre, 2020)

Au niveau des masques ce sont surtout les masques en tissu et chirurgicaux qui sont employés par 58 % et 57 % des élèves. Le foulard ou voile est employé par 8 % de ces derniers pour se protéger.

3.3 Maladies notées chez quelques élèves

La présence de maladie chez quelques élèves peut rendre l'application des gestes barrières moins effective (notamment le port du masque), surtout si elles sont respiratoires. A ce propos, ¼ des élèves ont soutenu souffrir de maladies soit 25 %. Dans ce lot, 17 % souffrent d'asthme, 2 % de sinusite et 4 % de maladie respiratoire dont le nom n'est pas précisé (figure 4).

Figure 7 : Maladies respiratoires signalées

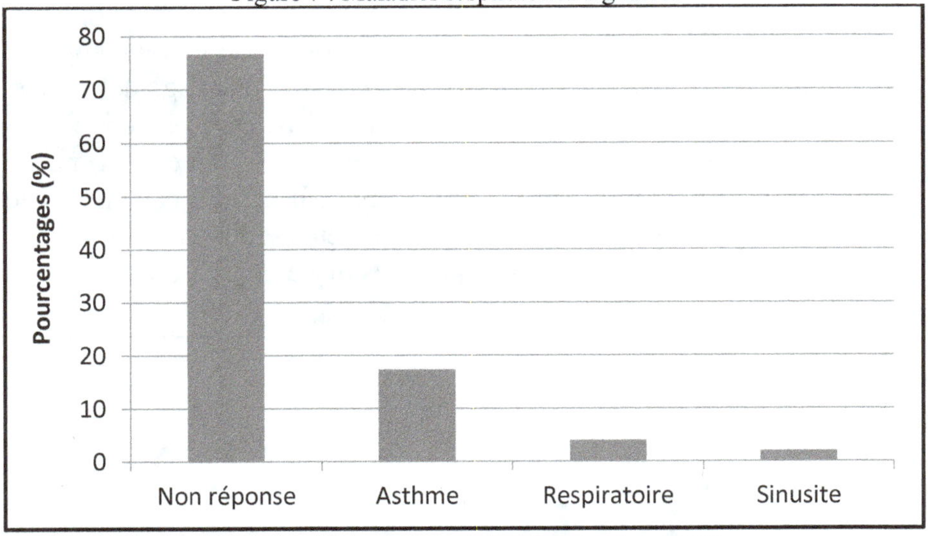

Source : Enquêtes de terrain (septembre, 2020)

3.4 Situation climatique et comportements face à la COVID-19

3.4.1 Situations thermique et pluviométrique à la reprise des cours

A Tambacounda, les températures maximales enregistrées d'avril à août 2020 sont respetivement de 45,2, 45, 43, 38,5 et 34 °C (figure 5). Par rapport à la normale 1981-2010, 2020 connaît des excédents de températures dont les plus importants ont été notés en juin et juillet avec +5,8 et +5,2 °C.

Figure 8 : Températures mensuelles de Tambacounda

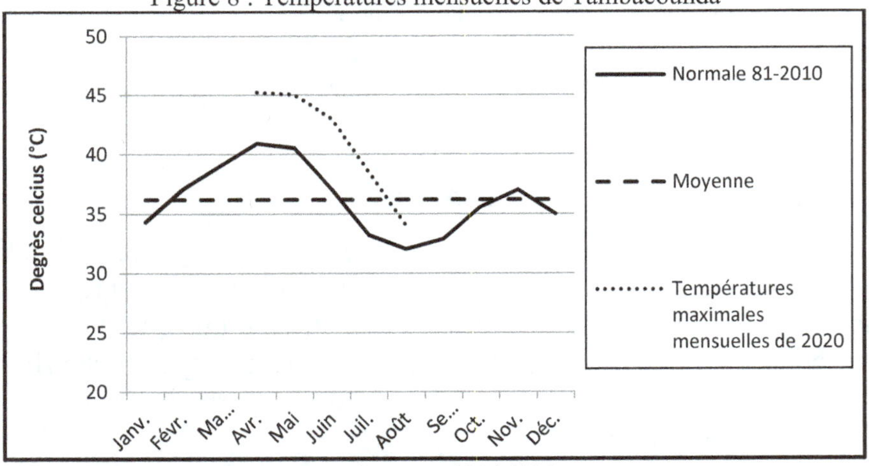

Source : ANACIM

La saison des pluies 2020 a démarré précocement soit le 12 juin par rapport à celle de 2019 qui a débuté le 29 juin (figure 6). A part les années 2013 et 2017 c'est celle qui connaît durant la dernière décennie (2011-2020) le début le plus précoce.

Figure 9 : Evolution des dates de début d'hivernage à Tambacounda

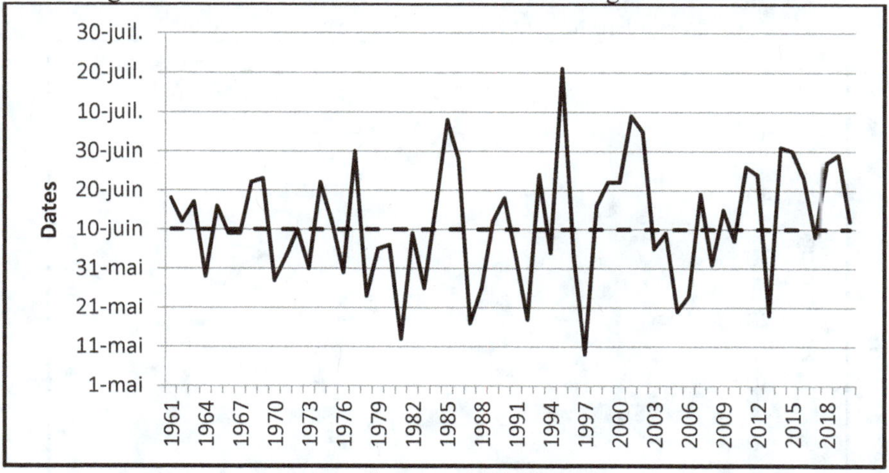

Source : ANACIM

3.4.2 Perceptions sur la chaleur et comportements

Au moment de la reprise des cours en fin juin, les élèves pensent que les températures étaient essentiellement chaudes à très chaudes. Cela a été observé par 42 % et 29 % des élèves (figure 7). Toutefois, 27 % des élèves ont noté que les températures étaient fraiches.

Figure 10 : Perceptions sur les températures

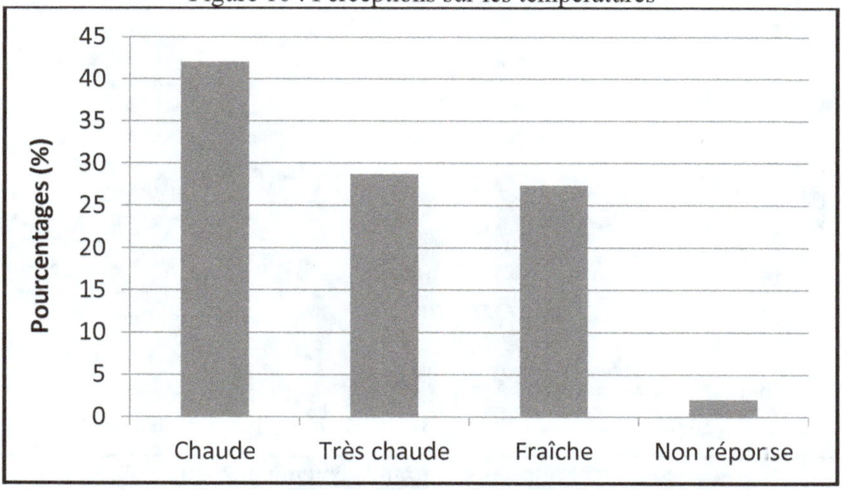

Source : Enquêtes de terrain (septembre, 2020)

D'après les enquêtes 52 % et 29 % des élèves ont noté que c'est dans l'après-midi et à midi que la chaleur sévissait le plus, rendant le port du masque désagréable (figure 8).

Figure 11 : Moments où la chaleur est insupportable

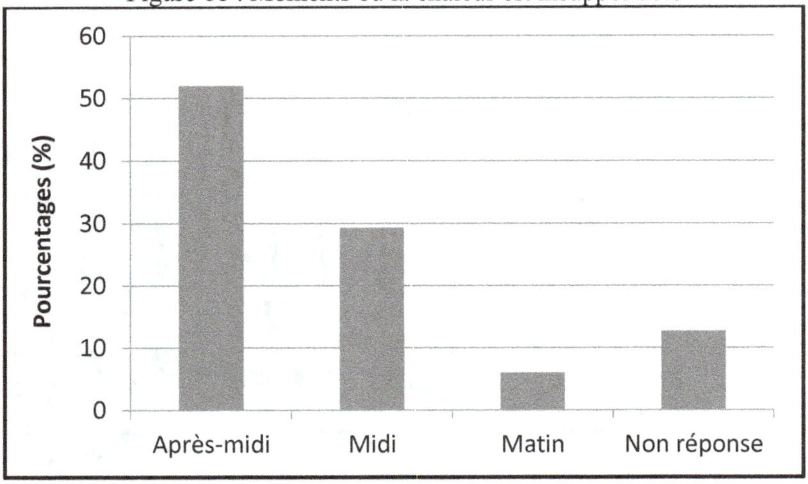

Source : Enquêtes de terrain (septembre, 2020)

Sur les 63,3 % qui ont donné des détails sur l'heure à partir de laquelle le port du masque devenait insupportable, 46,3 % ont noté que c'est à partir de 12 heures (figure 9) et 38 % à partir de 13 à 14 heures.

Figure 12 : Heures où la chaleur devenait insupportable selon les élèves

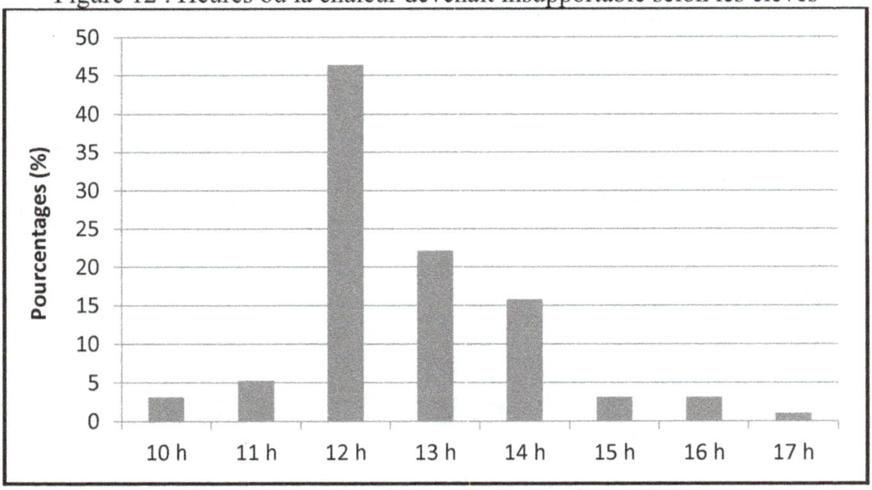

Source : Enquêtes de terrain (septembre, 2020)

La chaleur a un impact sur le port du masque. En effet, si 21 % des élèves ont noté que la chaleur ne les gênait pas 77 % ont affirmé ressentir une gêne en portant le masque. Parmi ces derniers, 53 % ont avancé avoir eu du mal à respirer quand ils portaient le masque en ce moment de la journée et 37 % à se concentrer. Enfin, 26 % ont révélé avoir eu de la sueur et 7 % une somnolence (figure 10).

Figure 13 : Impacts de la chaleur liés au port du masque

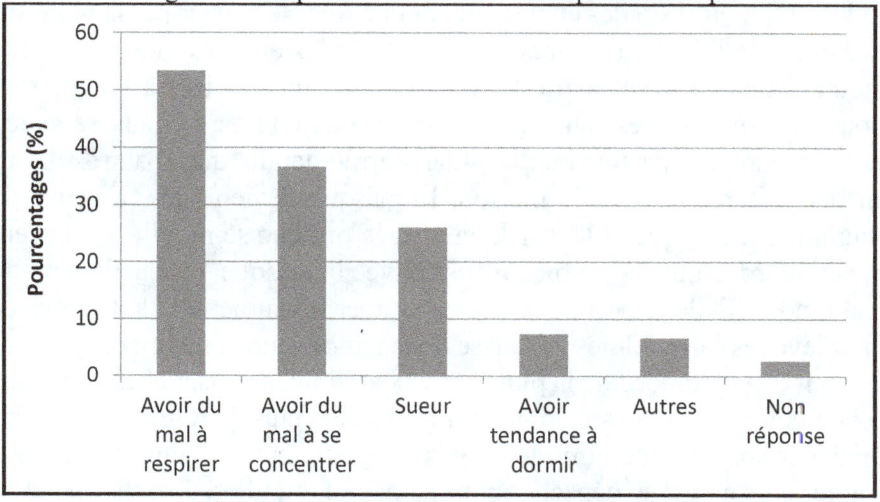

Source : Enquêtes de terrain (septembre, 2020)

Par rapport à cette situation, les élèves adoptent des comportements allant dans le sens d'apaiser leurs souffrances. En effet, 68 % déplacent le masque en le mettant sous le nez et 18 % le mettent sous le menton (figure 11). D'autres ont opté pour une solution plus radicale en enlevant le masque soit 24 %. Un nombre moins important a préféré mouiller le masque pour atténuer la chaleur avec 8 %.

Figure 14 : Stratégies quand il fait chaud

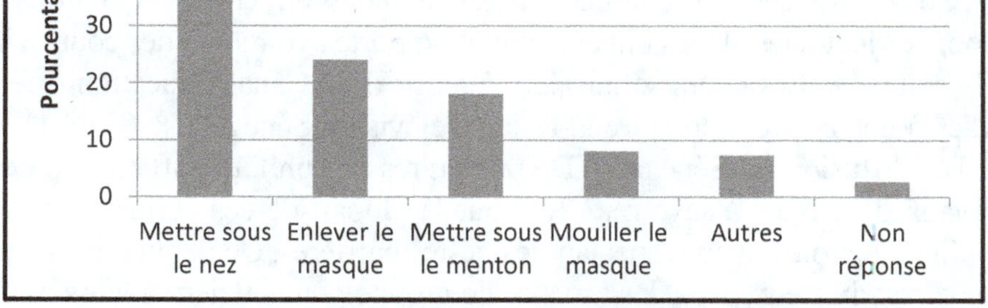

Source : Enquêtes de terrain (septembre, 2020)

3.4.3 Perceptions sur la pluie et comportements

Selon 65 % des enquêtés la saison des pluies avait déjà commencé au moment de la reprise des cours. Les effets de la pluie sont de plusieurs ordres. L'impact le plus notable est le fait que le masque se mouillait. Cela est lié au fait qu'il y a des élèves qui ont une fois été surpris par la pluie sur le chemin de l'école. D'autres élèves ont fait les observations suivantes : « tomber malade après avoir marché sous la pluie, arriver à l'école tout mouillé, avoir tous ses cahiers mouillés, arriver en retard en classe, parce qu'ils attendaient parfois que la pluie s'arrête tandis que d'autres disent parfois préférer rester à la maison, le masque devient sale, à cause de l'humidité le masque colle sur le visage, le masque se mouille et devient un peu lourd, empêche de bien respirer avec le masque, le soufflement du vent rend difficile le port du masque, attraper le rhume ». D'autres élèves ont relevé les fortes pluies, la baisse de la température pendant ce moment et le fait que la tombée de la pluie empêchait d'aller réviser chez des amis. Relativement à cette situation la réaction la plus partagée est le fait d'enlever son masque et de le ranger dans son sac. Les autres réactions sont les suivantes : se dépêcher pour ne pas se mouiller, chercher un abri, rester dans les classes si la pluie arrive au moment où ce n'était pas encore la descente.

Un des lycées étaient en état de délabrement et c'est pour cela qu'il y a des élèves qui ont évoqué le fait que des classes étaient inondées quand il pleuvait. Pendant la période du Baccalauréat certains élèves ont eu du mal à rejoindre leurs centres d'examen à cause de la pluie.

3.5 Perceptions globales

3.5.1 Stratégies pour réviser

Pour se préparer aux examens, 57,3 % des enquêtés ont affirmé n'être pas sortis pour aller réviser avec leurs amis tandis que 40 % ont admis sortir de chez eux pour apprendre ou réviser (figure 12). L'essentiel a précisé avoir révisé à la maison soit 58 % des élèves et 13 % ont dit le faire avec des recherches sur internet. Un des candidats a même évoqué utiliser Google Meet. Des élèves ont également rapporté avoir suivi des cours à la télé soit 3 %. Les cours se faisaient à partir d'un Canal Education offert grâce à une convention entre la Radio Télévision Sénégalaise (RTS 1) et la Télédiffusion du Sénégal (TDS). D'autres ont préféré participer à des travaux de groupe à savoir 12 %. Pour la plupart de ces derniers ils ont souligné l'avoir fait en respectant les gestes barrières. Ceux qui recevaient des amis chez eux pour des travaux de groupe demandaient à leurs amis de se laver les mains au moment d'entrer dans la maison. Quelques candidats ont signalé à l'opposé participer à des travaux de groupe mais sans respecter les gestes barrières.

Figure 15 : Stratégies pour réviser dans un contexte de restriction des sorties

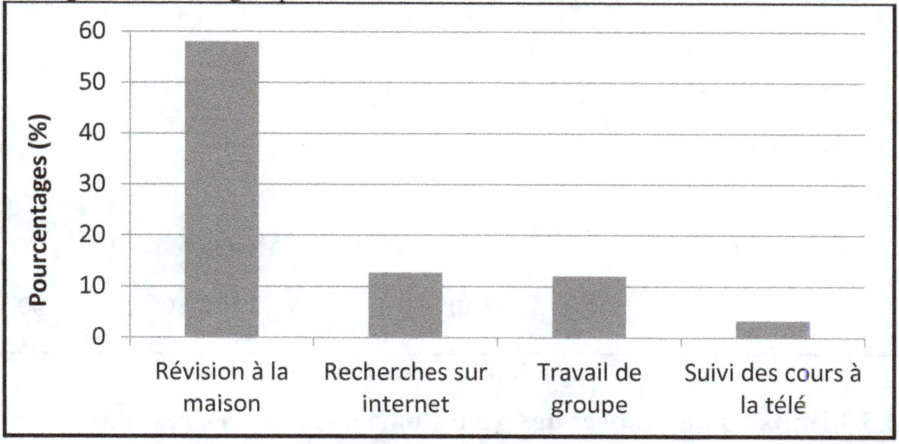

Source : Enquêtes de terrain (septembre, 2020)

3.5.2 La perception des élèves de l'impact de la pandémie sur les résultats scolaires

Les impacts de la pandémie sur les résultats scolaires sont autant positifs que négatifs. Dans le premier cas, 31 % des élèves ont noté que les résultats ont été satisfaisants en termes de réussite aux examens et ou d'obtentions de bonnes notes semestrielles (figure 13). Dans le deuxième cas, 13 et 12 % ont noté une perturbation de l'année et le fait que le programme ne soit pas terminé. Des matières comme l'Education Physique et Sportive (EPS) ont été suspendues. D'après les élèves la perturbation de l'année est liée au fait d'avoir du mal à suivre correctement les cours, au problème de concentration, au couvre-feu qui empêchait d'aller chez des amis pour réviser, aux élèves qui n'apprenaient pas et aux cours qui n'ont pas bien démarré. D'autres ont signalé : n'avoir pas pu continuer leurs cours particuliers, ne plus pouvoir aller réviser, l'accélération des devoirs, le fait d'avoir désappris, l'arrêt des cours pendant 3 mois et les cours qui ont été accélérés. D'autres impacts positifs ont été notés par 3 % et 4 % qui ont signalé le suivi correct des cours et le caractère abordable des sujets.

Figure 16 : Impacts de la pandémie

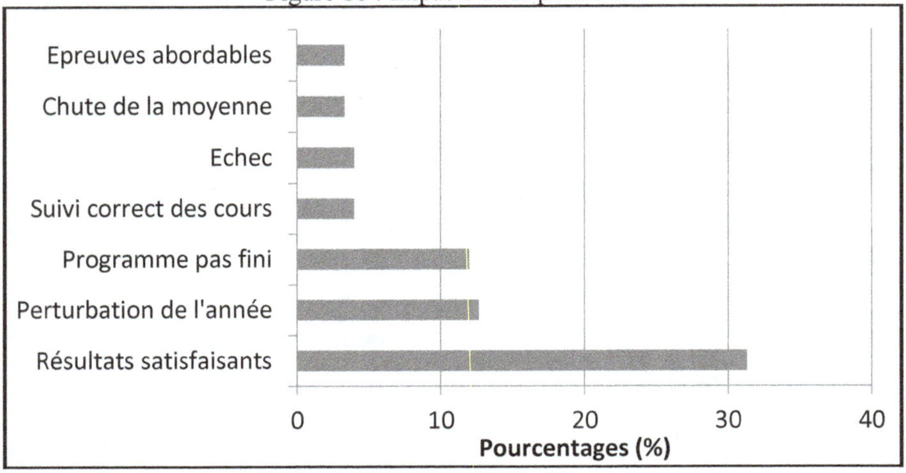

Source : Enquêtes de terrain (septembre, 2020)

3.5.3 Impacts du respect des gestes barrières sur les résultats

Le principal effet noté par les élèves est l'obtention de résultats satisfaisants à l'issue des examens du CFEE et de l'entrée en 6e, du BFEM, du baccalauréat et cela par 16 % des candidats interrogés (figure 14). 9 % ont noté avoir eu plus de concentration et 5 % ont évoqué le fait que le respect des gestes barrières protège de la maladie. D'après 3 % des élèves la distanciation favorisait un éloignement entre amis tandis que 3 et 1 % ont signalé des problèmes d'incompréhension, d'explication et moins de tricherie.

Figure 17 : Impacts du respect des gestes barrières

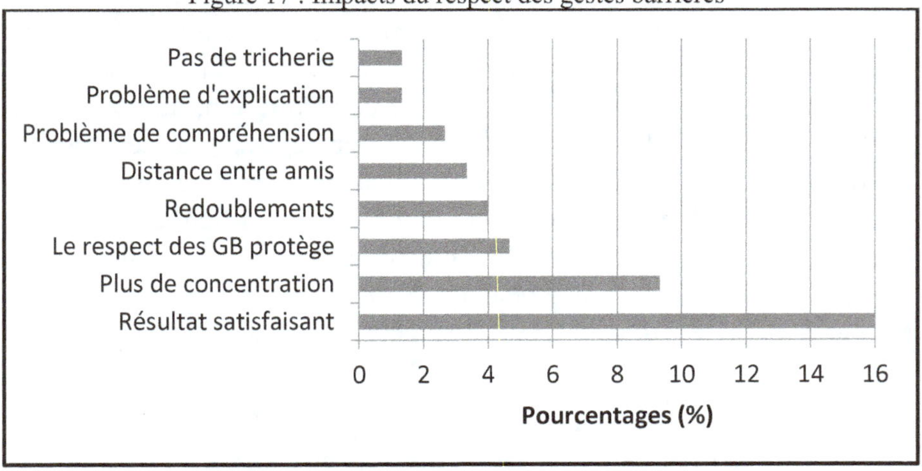

Source : Enquêtes de terrain (septembre, 2020)

4. Discussion

Les résultats ont révélé que le port du masque, le lavage des mains et l'application de gel hydro-alcoolique restent les mesures les plus pratiquées. Toutefois, parmi ces dernières le lavage des mains à l'eau et au savon reste le geste le plus simple et le moins coûteux. D'après Raoult D. (2020, p. 86) « c'est la meilleure protection contre les infections respiratoires ». Toutefois, l'étude a aussi montré une négligence des gestes barrières comme le port du masque pendant les heures les plus chaudes de la journée notamment à partir de 12 heures jusqu'à 14 heures. D'ailleurs, les propos de Falilou Diakhaté, 16 ans, élève en classe de troisième au Collège Abdoulaye Mathurin Diop de Fass (Dakar) le confirment : « On essaie vraiment de se conformer aux règles édictées, mais avec cette chaleur accablante, c'est un peu difficile de mettre tout le temps les masques, même si nos surveillants ne cessent de nous les rappeler ». Cette situation est également observée chez des ouvriers français qui travaillent dans le secteur du bâtiment :

> « Sous un soleil de plomb, Patrick coule du béton sur un chantier de la rive droite de Laval. Après plusieurs heures de travail, sous 33 degrés, il décide de baisser son masque sous son menton. "Là, on est en plein soleil...", se plaint l'ouvrier. "On serait à l'ombre, je ne dis pas, mais là en plein soleil, avec la chaleur, c'est invivable !" Son collègue, Franck, a carrément abandonné son masque. "Quand il fait chaud comme ça, c'est impossible de respirer avec. De toute façon si je le mets, c'est sous le nez pour pouvoir respirer un peu mieux, donc ça ne sert à rien, autant ne pas le mettre".

Or, selon la Direction Générale de la Santé en France (DGS)[38] :

> « Le respect des gestes barrières doit perdurer pendant la période de canicule… Il est impératif de ne pas humidifier le masque, même si cela peut procurer une sensation de rafraîchissement. Si le masque se trouve humidifié, par exemple à cause de la transpiration, il faut le changer rapidement, car son efficacité n'est plus assurée ».

Au regard de ces mesures, trois situations semblent exposer les élèves : quand ils sont touchés par la transpiration aux heures de forte

---

[38]Cité par un article du *Courrier Picard* : https://www.courrier-picard.fr/id118200/article/2020-07-30/chaleur-et-coronavirus-voici-les-bons-gestes-suivre (Consulté ce vendredi 11 décembre 2020).

chaleur, quand ils mouillent leurs masques pour y parer et quand ils sont surpris par la pluie. Tout compte fait, le port du masque est encore problématique au Sénégal et dans la commune de Tambacounda.

Parmi les impacts du COVID-19, les élèves ont noté la perturbation de l'année scolaire qui est surtout liée à la fermeture des établissements d'enseignement. Cette « fermeture prolongée »[39] des écoles a été également constatée par la Banque Mondiale (2020) comme étant l'un des principaux impacts. L'UNESCO estime à près d'un milliard le nombre d'élèves touchés dans le monde[40]. En outre, selon l'OCDE (2020, p. 2) « la fermeture des écoles serait à l'origine d'une perte d'instruction estimée à au moins 2 mois pour la moitié des élèves des écoles primaires et de l'enseignement secondaire ».

La suspension des activités sportives comme l'EPS a participé également à limiter les contacts physiques afin de maintenir une distance sociale (Banque Mondiale, 2020). En outre, la fermeture des écoles est un « outil de renforcement de la distance sociale » (Centre Américain de lutte contre les maladies, US CDC, cité par la Banque Mondiale, 2020). Dans le même temps, la « crise a stimulé l'innovation dans le secteur éducatif. Nous avons vu naître des initiatives innovantes, qui ont permis la poursuite d'activités d'enseignement et de formation – à la radio, à la télévision ou sous la forme de kits pédagogiques pour la maison » (ONU, 2020, p. 1).

Comme noté au niveau des enquêtés parmi les stratégies de réduction des impacts négatifs de la fermeture des écoles se trouve « l'offre d'enseignement à distance » (Banque Mondiale, 2020, p. 1). Cela a été noté au niveau des élèves de la classe de CM2 qui ont évoqué pour certains avoir suivi les cours à la télé à partir du Canal Education. Cette solution permet de « maintenir un lien entre les écoles et les apprenants » (OCDE, 2020, p. 2). Ces résultats sont confortés par le rapport de l'ONU (2020) qui montre une prédominance de l'utilisation de la radio, de la télévision et de l'internet par les apprenants. Les deux premiers sont employés par les élèves du primaire en classe de CM2 tandis que l'internet est davantage utilisé au niveau du secondaire (1er et 2e cycles). Toutefois, cette situation risque d'entraîner un accès

---

[39] Banque Mondiale, 2020, p. 1.

[40] UNESCO : Education : de la fermeture des établissements scolaires à la reprise. Article publié dans son site https://fr.unesco.org/covid19/educationresponse (consulté ce vendredi 11 décembre 2020).

inégal à ces technologies de l'information et de la communication et par conséquent une réussite scolaire inégale.

Les impacts de la pandémie sur les résultats aux examens de fin de cycles sont également positifs en permettant aux élèves d'avoir une meilleure concentration et par conséquent des résultats satisfaisants. Cela pourrait être lié au fait que les enseignants au cours de la reprise ont mis le focus sur « ce qui devait être appris » (OCDE, 2020, p. 3). En effet, « Les approches adoptées peuvent prévoir des ajustements du calendrier scolaire, la priorisation des classes se préparant aux examens standard, la poursuite de l'enseignement à distance parallèlement aux cours en présentiel, etc. » (Banque Mondiale, 2020, p. 1).

Le caractère satisfaisant des résultats s'explique aussi par l'apport en termes d'encadrement et de suivi par les parents. En effet, la plupart des élèves ayant affirmé avoir révisé à la maison pour limiter les sorties ont noté pour certains avoir été suivis par leurs parents à la maison. Il y a aussi grâce aux parents l'accessibilité à un matériel informatique ou téléphonique pour faire des recherches sur internet. En effet « La disponibilité de moyens informatiques adaptés et l'implication des parents ont joué un rôle tellement essentiel pour assurer une continuité pédagogique pendant la crise » (Gouëdard, Pont et Viennet, 2020 cités par OCDE, 2020, p. 4). Aussi « l'effet d'hystérèse induit par la fermeture des écoles pourrait se manifester davantage parmi les élèves issus de milieux moins favorisés » (OCDE, 2020, p. 4). Ces derniers « se font beaucoup moins aidés pour leurs devoirs » (UNICEF, cité par ONU, 2020, p. 9). A cause de cette situation, « l'écart de compétences entre élèves selon le milieu socio-économique pourrait augmenter de plus de 30 % en raison de la pandémie » (Haeck C. et Lefebvre P., 2020, cités par ONU 2020, p. 9).

L'étude a également révélé l'existence d'un nombre plus ou moins important d'élèves touchés par des maladies respiratoires comme l'asthme et la sinusite. Les asthmatiques sont sensibles à « l'essoufflement, les difficultés à respirer et la toux » (Nau J.-Y., 2020, p. 1). Cette situation peut rendre « le port d'un masque difficile ou inconfortable, ou ne pas vouloir porter de masque » (Santé Publique Ontario, 2020, p. 1). Toutefois, il est à préciser que les études scientifiques n'ont pas encore établies l'existence d'un rapport entre l'asthme et le COVID-19 (Underner M. et al., 2020).

5. Conclusion

La reprise des cours pour les classes d'examen s'est déroulée au moment où les conditions climatiques étaient peu favorables à un respect convenable des gestes barrières. C'est le cas notamment avec le port du masque qui, du fait de la chaleur et de la pluie, n'a pas manqué d'avoir des effets néfastes sur les élèves qui devaient pourtant être dans les conditions optimales pour mieux se préparer aux examens du CFEE, de l'Entrée en 6e, du BFEM et du Baccalauréat. Toutefois, le respect des mesures barrières a présenté des avantages selon certains candidats qui ont réussi aux examens. De leurs avis, cela a été facilité par l'utilisation des technologies de l'information et de la communication qui permettait aux élèves de mieux réviser en faisant des recherches sur internet. L'Etat du Sénégal a joué un rôle majeur en permettant aux acteurs de l'école à mieux faire face à la pandémie en mettant à leur disposition les moyens nécessaires pour une meilleure résilience aux effets du COVID-19. Il s'agit entre autres de l'approvisionnement en matériels (dispositifs de lavage des mains, gel hydroalcoolique, masques, thermoflashs, etc.), la mobilisation de structures comme la Croix-Rouge pour appuyer dans l'application des mesures barrières par les écoliers, la signature d'accords ou de conventions avec les radios et chaînes de télévision pour diffuser des cours, mais aussi avec la Société Nationale de Télécommunication (Sonatel à travers sa filiale Orange) pour réduire le coût d'accès à l'internet.

Références bibliographiques

ANACIM (2020) *Bulletin climatologique mensuel*, n°4, avril 2020, 8 p.

ANACIM (2020) *Bulletin climatologique mensuel*, n°5, mai 2020, 8 p.

ANACIM (2020) *Bulletin climatologique mensuel*, n°6, juin 2020, 9 p.

ANACIM (2020) *Bulletin climatologique mensuel*, n°7, juil. 2020, 11 p.

ANACIM (2020) *Bulletin climatologique mensuel*, n°8, août 2020, 11 p.

Agence Nationale de la Statistique et de la Démographie (ANSD) (2018) *Situation Economique et Sociale du Sénégal en 2015*, Ministère de l'Economie, des Finances et du Plan, République du Sénégal, 350 p.

Banque Mondiale (2020) *Note d'orientation sur la riposte des systèmes éducatifs au COVID19*, 25 mars 2020, 7 p.

Durpaire J.-L. (2020) Quelques effets de la COVID-19 sur l'école dans le monde, *Revue internationale d'éducation de Sèvres* [En ligne], 84 | septembre 2020, mis en ligne le 01 septembre 2020, consulté le 21 décembre 2020. URL : http://journals.openedition.org/ries/9758 ; DOI : https://doi.org/10.4000/ ries.9758

Gueye M., Sivakumar M. V. K. (1992) *Analyse de la longueur de la saison culturale en fonction de la date de début des pluies au Sénégal*. ICRISAT, Niamey, 42 p.

Ministère de l'Education Nationale, Direction de la Planification et de la Réforme de l'Education (DPRE) (2020) *Rapport national sur la situation de l'éducation (RNSE)*, 177 p.

Nau J.-Y. (2020) Prise en charge des asthmatiques au temps du COVID-19, *Revue Médicale Suisse*, p. 1010-1011.

OCDE (2020) *Education et COVID-19 : Les répercussions à long terme de la fermeture des écoles*, 29 juin 2020, 7 p.

ONU (2020) *Note de synthèse : L'éducation en temps de COVID-19 et après*, août 2020, 28 p.

Sagna P. (2007) Caractéristiques climatiques. In *Atlas du Sénégal*, Paris, Editions Jeune Afrique, p. 66-69.

Raoult D. (2020) *Epidémies. Vrais dangers et fausses alertes. De la grippe aviaire au COVID-19*. Editions Michel Lafon, Neuilly-sur-Seine, Cedex, 98 p.

Santé Publique Ontario (2020) *Maladie à coronavirus 2019 (COVID-19). Port du masque pour le contrôle à la source dans les milieux de travail ne prodiguant pas de soins de santé*, Imprimeur de la Reine pour l'Ontario, Ontario, 3 p.

Underner M., Peiffer G., Perriot J., Jaafari N. (2020) Asthme et COVID-19 : une population à risque ? Lettre à la rédaction. *Revue des Maladies Respiratoires*, 37, p. 606-607.

Ressources électroniques

Ambre Rosala, 2020 : Avec la chaleur, le port du masque tourne au cauchemar pour les travailleurs lavallois, France Bleu 2020, consulté ce samedi 01er août 2020 sur : https://www.francebleu.fr/infos/societe/avec-la-chaleur-le-port-du-masque-tourne-au cauchemar-pour-les-travailleurs-lavallois-1596181340

AFP, 2020 : Chaleur et coronavirus: voici les bons gestes à suivre, Courrier Picard, consulté ce vendredi 11 décembre 2020 sur : https://www.courrier-picard.fr/id118200/article/2020-07-30/chaleur-et-coronavirus-voici-les-bons-gestes-suivre.

Mortalla Diop, 2020 : Sénégal éducation et Covid19 : une reprise des cours sur fond de polémiques ; July 09, 2020, https://africanconstituency.org/news/senegal-education-et-covid19-une-reprise-des-cours-sur-fond-de-polemiques, consulté le 8 janvier 2021.

9. LES JEUNES ET LES CONTESTATIONS URBAINES LIEES A LA GESTION DE LA COVID 19 AU SENEGAL

Daouda Mouhamed DIOP[1], Papa SAKHO[2], Mamadou Bouna TIMERA[3], Aminata NIANG DIENE[4], Magatte THIAO[5]

[1]Doctorant, Laboratoire Dynamiques Territoriales et Santé (DTS), ETHOS, Université Cheikh Anta Diop
[2]Maître de Conférences, Laboratoire de Géographie Humaine (Labo GeHu), ETHOS, Université Cheikh Anta Diop
[3]Maître de Conférences, Laboratoire de Géographie Humaine (Labo GeHu), ETHOS, Université Cheikh Anta Diop
[4]Professeur Titulaire, Laboratoire Dynamiques Territoriales et Santé (DTS), ETHOS, Université Cheikh Anta Diop
[5]Doctorant, Laboratoire de Groupe d'Etudes et de Recherche en Analyse des Décisions (GERAD), ETHOS, Université Cheikh Anta Diop

Résumé

Nombre de travaux partent de l'analyse empirique des mutations démographiques, sociales et sociétales pour caractériser les espaces urbains, y compris les formes de contestations. Ailleurs comme au Sénégal, les contestations des populations sont protéiformes. Avec des causes ou des motivations plus politiques et socioéconomiques, l'article interroge les espaces de contestations des jeunes inhérents à la pandémie de la Covid 19 ainsi que le jeu des acteurs de sa gestion. Il postule que les mesures restrictives nées de la gestion politique et sanitaire de la maladie ont rendu plus visibles les contestations des jeunes, en particulier dans les lieux urbains.

L'analyse qualitative porte sur une revue de la littérature, les observations sur le terrain dans un certain nombre de villes sénégalaises à partir de films des événements diffusés dans les réseaux sociaux et des entretiens avec les protagonistes. Les contestations urbaines, l'un des effets induits de la crise sanitaire, se déroulent dans des espaces biens répertoriés. Les jeunes constituent les principaux acteurs tandis que dans la gestion de la crise sanitaire figurent l'Etat central, ses démembrements et les autorités religieuses.

Mots-clés : Contestations, jeunes, villes, pandémie, autorités, Sénégal.

Youngsters and the Urban Protests Linked to the Management of COVID-19 in Senegal

Abstract

In the Senegalese urban areas, the protests of the populations are protean. With more political and socioeconomic causes or motivations, the article questions the areas of contestation inherent in the Covid 19 pandemic as well as the role of those involved in its management.

The approach starts from the empirical analysis of the demographic, social and societal changes underway to characterize urban spaces. The analysis is qualitative and postulates that the restrictive measures born from the political and health management of the disease have made the protests more visible, especially in urban places. Urban protests, one of the induced effects of the health crisis, are taking place in well-listed spaces. Young people are the main actors, while the management of the health crisis includes the central state, its branches and religious authorities.

Keywords: Protests, Youngsters, Cities, Pandemic, Authorities, Senegal

1. Introduction

La ville demeure un espace d'innovation, de création et de diffusion de flux de différente nature. Elle joue le rôle de centre d'impulsion, d'espace catalyseur et souvent de figure de proue dans la naissance et le développement de phénomènes culturels, politiques, économiques, sportifs, de mouvements sociaux, d'initiatives urbaines et de contestation générationnelle. Révélatrices des maux des sociétés contemporaines, elles constituent *un phénomène multi-causal, pluri-formes, qui a des temporalités, dynamiques et protagonistes différents selon les pays et les villes* (Martin G et Camargo L.M, 2019). En Afrique, les contestations urbaines ont marqué l'histoire du continent. Le contexte d'émergence de ce phénomène, ses spécificités, les motivations des acteurs et ainsi que les lieux dans lesquels ils ont cours ont été l'objet de travaux multiples, Mamadou Diouf (1992, 2013), Jean François Havard (2001, 2007), Mamadou Dimé (2007) et David Vigneron (2016).

Au Sénégal, à dominance politique (Mai 1968, février 1988, violence préélectorale de 1993 etc.), les contestations contemporaines sont associées à des registres sociaux (équipements urbains absents, non adaptés ou mal distribués, faible accessibilité, échecs scolaires etc.) et économique (inégalités, pauvreté grandissante, chômage, la cherté de la vie, les coupures d'électricité et hausse des factures). Face à la Covid 19, des mesures sont prises pour réduire les déplacements, limiter la fréquentation des lieux et éviter toutes manifestations. Des lieux ont continué à être le théâtre des contestations. Après plus de deux mois[41] de mise en place des mesures restrictives des libertés, il est intéressant d'analyser les réactions diverses dont les manifestations de la jeunesse au Sénégal. Quelle lecture peut-on faire de ces contestations des jeunes dans les villes ou elles ont eu lieu ? Autrement il s'agira de répondre à 2 questions : quelles sont les formes de ces contestations ? Comment les autorités sont-elles réagi face aux manifestations ?

41 A noter que l'état d'urgence assorti de couvre-feu a été instauré depuis le 23 Mars 2020. A partir du 05 juin 2020, les heures du couvre-feu sont assouplies passant de 23 heures à 05 du Matin.

Après avoir contextualisé, posé la problématique et décrit les méthodes et outils, l'objectif est dans un premier temps de cartographier les espaces de contestations à travers le cas de quelques villes sénégalaise. Dans un deuxième temps, il s'agit d'analyser le jeu des acteurs au cours des contestations urbaines dans la gestion politique et sanitaire de la pandémie avant de discuter des résultats

2. Contexte et problématique

Les agglomérations urbaines en Afrique sont marquées par le poids numérique important des jeunes, une des caractéristiques de leur développement démographique rapide et continu. Il en est de même au Sénégal où «*Cette population représente le tiers (33 %) de la population urbaine* » (RGPHAE, 2013, p.65). Ainsi se pose l'acuité de leur insertion sur le marché du travail, encore avec acuité comme le relève Niane B (2011) « *La tendance générale du sous-emploi, de la mauvaise insertion des jeunes dans le monde du travail persiste* » avec les échecs répétés de programmes et projets d'encadrement, de formation et de financements des jeunes pour divers types de projet-emploi. Leur exclusion de l'économie formelle les pousse dans le secteur informel, soupape de sécurité voire de « poche de réserve » (Bocquier Ph, 1995) au trop plein démographique urbain.

C'est dans ce contexte que la gestion politique de la crise sanitaire de la Covid 19 par l'instauration de l'état d'urgence (limitation des déplacements, fermeture des marchés et le chômage technique au niveau des entreprises), source d'un ralentissement des activités, a entrainé une vulnérabilité grandissante. Elle s'est traduite par la lassitude croissante de jeunes scolarisés, marginaux et du secteur informel, mais aussi de personnes que l'interdiction de circuler entre régions avait contraint à rester dans l'oisiveté. Dès lors, un terreau était créé pour secréter et faire germer les prémisses d'une contestation juvénile des mesures de restriction des déplacements.

Prenant conscience de leur force, les jeunes font irruption dans l'espace sociopolitique où ils étaient oubliés. Un tel acte atteste de la catégorie « jeune » comme véritable « acteur territorialisé » (Gumuchian E et al, 2003) au sein de l'espace public et celui urbain en particulier. Face à l'immobilisme des structures classiques de riposte telles que les partis politiques et les organisations de la société civile, la jeunesse a manifesté de manière sporadique et fugace son refus d'une pérennisation du couvre-feu.

Contrairement aux contestations politiques, celles touchent particulièrement les jeunes. Ceux-ci sont constitués en majorités d'élèves, d'étudiants et d'autres jeunes déscolarisées ou désœuvrés. A la fois présent et promesse d'un futur de maturité et de réussite, les jeunes urbains se sont sentis à l'étroit face à l'étau que constituent les multiples interdictions inhérentes à l'état d'urgence.

La fermeture des écoles et universités allonge la période d'inactivité et de désœuvrement des jeunes. L'absence d'exutoire et l'angoisse persistante d'être contaminé ne sont plus atténuées par des activités comme le sport, les plages et les séances de dégustation de thé. Face au prolongement continu de l'état d'urgence et l'insensibilité dont font montre les autorités territoriales, le recours à la violence (la contestation) constitue une caisse de résonnance du « mal-être ». « La jeunesse citadine, sorte de contre-pouvoir diffus naissant, inscrivait sa trajectoire dans des poussées de violence, modalité brutales d'irruption sur la scène politique voulant rompre avec son statut de mineur civique » (Benga, N. A, 2001).

3. Méthodes et outils

L'étude repose sur une approche qualitative. Elle a commencé par un état des lieux des travaux portant sur la jeunesse, la culture de la rue, les mouvements sociaux et les formes d'expression et d'appropriation de l'espace sociopolitique par la jeunesse dont la contestation.

A la suite de de la revue de la littérature, l'observation des espaces de contestations a été réalisée à partir du visionnage des images postées sur les différents sites comme www.dakaractu.com www.france24.com , www.casa24.sn et des chaines de télévision telles que Sen zoom tv et Senactu TV(Diourbel) Yengoulene info TV et Groupe Médias du Sud (Ziguinchor) Leral TV (Dakar). Ainsi, 18 films des contestations dans plusieurs villes de l'intéreieur ont été visionnés. Ils se répartissent comme suit : 02 à Kaolack, 02 à Ziguinchor, 01 à Nioro, 03 à Tambacounda, 02 à Bambey, 02 à Diourbel, 03 à Touba et 03 à Dakar (figure 1).

L'observation a permis de situer les événements dans le temps et dans l'espace ainsi que les formes de contestations symboliques, verbales et violentes etc.

Pour appréhender les discours motivant les actions des différents acteurs, 13 entretiens ont été réalisés avec les conducteurs de moto-Jakarta (02), les chauffeurs (01), les jeunes manifestants (05), les agents de police (03) et des personnes ressources (un correspondant d'une radio à Diourbel et un enseignant à Kaolack). Ils ont porté sur les motivations des jeunes et le caractère exclusivement urbain des contestations.

Figure 1 : Poids démographique des villes d'observation des manifestations liées à la Covid 19 au Sénégal

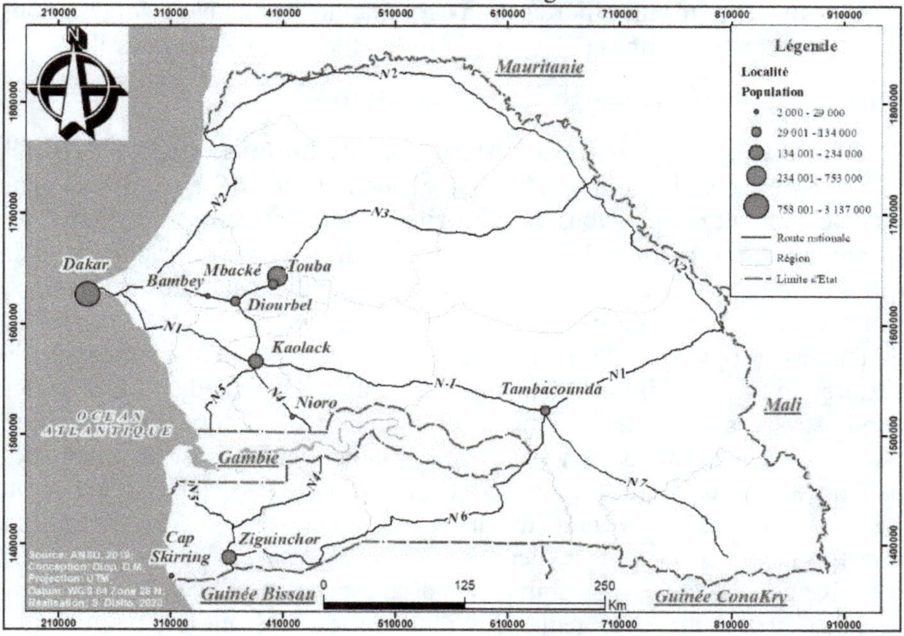

Tableau 1: Grille de lecture des contestations

Eléments à analyser dans les scènes de contestations	**Questions à se poser pour dégager les effets recherchés**
Les acteurs	Qui sont ceux qui sont au-devant de la scène ? les contestations sont-elles portées par une catégorie de la population ? Quels sont les profils des manifestants ? Les manifestants sont-ils citadins ou migrants ?
Durée	Les contestations sont-elles brèves ou ont duré plusieurs heures ?
Les espaces de contestations	Où ont lieu les contestations ? Les lieux sont exclusivement des villes ? Existe-t-il des espaces spécifiques qui accueillent les contestations ?
La temporalité des événements	Les contestations se déroulent-elles la nuit ou le jour ?
Les parcours et les itinéraires	Les contestations commencent-elles quelque part pour se terminer à un endroit ? Quelles sont les voies qu'empruntent les contestataires ?
Les slogans utilisés	Quels sont les mots qui reviennent le plus ?
Nature des contestations	Les contestations sont-elles pacifiques ou violentes ? Quels sont les matériaux qui le montrent ? Quelles sont les motivations des contestations ? Quels sont les sentiments qui animent les populations urbaines ?

4. Résultats

L'analyse des résultats porte sur la cartographie des lieux de contestations en interrogeant les formes et les temporalités et les actions des autorités.

4.1 Cartographie des lieux de contestation

4.1.1. Bambey, l'opposition à un accueil de malades de la Covid 19

La communication effrénée sur la pandémie Covid 19 avec des slogans comme « Restez-chez- vous » avait fini par rendre réfractaire toutes les communautés. L'autre et l'ailleurs sont devenus l'ennemi, le porteur et le diffuseur du virus. Les communautés se recroquevillent sur elles et l'autarcie se développe davantage. Dans un tel contexte, l'introduction de personnes étrangères, qui plus est, des malades asymptomatiques était perçue comme la perturbation de l'équilibre et l'exposition de tous à la maladie. Les autorités administratives et territoriales ont décidé d'ériger le Centre de Réinsertion Sociale (CRS) de Bambey en site extrahospitalier pour la prise en charge des patients asymptomatiques de la COVID-19. Ainsi, 42 sapeurs-pompiers ont été transférés dans la nuit du mercredi au jeudi 14 Mai 2020. La transformation en espace médical de fortune n'agrée guère les jeunes. Ils perçoivent dans cet acte la reconversion d'un espace qui était au cœur de leurs agendas territoriaux (lieu tenue des réunions de la jeunesse, des comités départementaux de développement (CDD) et forums de la jeunesse, etc.

Etant donné aucun cas n'a été signalé dans la ville, les populations voyaient en ces personnes infectées le vecteur de l'introduction du virus dans leur territoire. « *Depuis le début de la maladie la population respecte les mesures d'hygiène ainsi que les mesures barrières. Ceci a porté ces fruits car au moment où je parle il n'y a pas encore de cas à Bambey. ....la décision de transférer des malades du corona virus constitue à nos yeux une volonté de nous nuire, nous sacrifier car un microbe qui touche les plus hautes autorités comme le premier ministre et le Président de la république ne saurait épargner des populations déjà vulnérables comme nous. Cette décision de transfert est une catastrophe à nos yeux. Nous pensons qu'il est plus pertinent de transférer ces malades dans d'autres lieux où la maladie sévit et qui dispose déjà d'un dispositif de prise en charge* ». [Président Conseil Communal de la Jeunesse de Bambey

Aux yeux de la population, les sapeurs-pompiers ne fournissaient plus le service public qu'elle sollicitait en cas de danger ou de sinistre (incendies, inondations, assistance aux accidentés, etc.). Mais plutôt dans l'imaginaire collectif, ils apportent la maladie. Cette opposition à l'accueil des malades était d'autant plus fondée que les populations craignaient une sortie des malades hors du centre et d'entrer en contact avec elles.

Cette opposition s'exprime à travers les slogans : « gno lank, gno bagne, nagne leen fi dieulé » (nous refusons, nous ne voulons pas, on doit les faire quitter) ou « nagne dém nagne déma dém » (ils n'ont qu'a partir, qu'ils partent).

La maladie, telle que décrite et les mesures de gestion de la crise sanitaire ont fait resurgir un ressentiment contre l'étranger qui est ici toute personne qui n'était pas dans la ville au moment de l'apparition de la maladie. De plus, il est unanimement reconnu que le virus responsable de la maladie ne se déplace pas de lui-même. Il circule à travers les personnes qui le portent et qui le transmettent à d'autres. Les populations résidant à Bambey voyaient en ces sapeurs-pompiers asymptomatiques celui qui transporte le virus.

Il ressort que la contestation des jeunes de la ville de Bambey révèle un repli communautaire. Les populations ne voulaient guère d'une violation du "caractère indemne" de leur ville. En effet, cette dernière est restée saine et sauve jusqu'alors à l'abri de la pandémie. Dès lors, l'érection du centre des handicapés en site de traitement constituait un risque élevé d'exposition de la population à la maladie.

4.1.2. Touba-Mbacké : les contestations d'ordre socioéconomique

A Touba les contestations ont débuté à la suite des altercations dans la matinée du 02 juin 2020 entre les chauffeurs et les Forces de Défense et de Sécurité (FDS). Les jeunes prennent le relais dans la nuit. La force et la vitalité du « média parallèle » qu'est la rumeur « messagère de l'erreur autant que la vérité » sonnaient la mobilisation pour une contestation contre un couvre-feu jugé oppressant et stressant à la fois. Pour quelques heures voire le temps d'une nuit, les jeunes étaient devenus les seuls maîtres de la ville de Touba et ses rues.

Photo 1 : Manifestations nocturnes à Touba et Mbacké avec une ambulance brulée et les locaux de la RFM caillassés

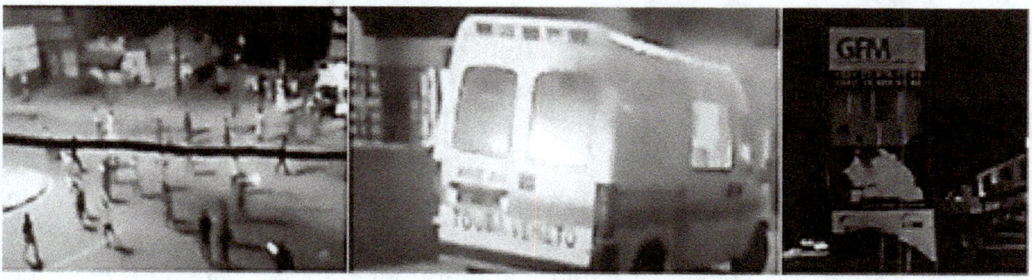

Certaines images montrant des forces de la police débordées et même battant en retraite vont faire prendre conscience aux autres jeunes des espaces urbains, qui allaient suivre Touba et Mbacké dans ces mouvements de contestations, que c'était dans l'ordre du possible. Comme une trainée de poudre et l'effet amplificateur des supports audiovisuels et numériques (radios, télévisions, réseaux sociaux et presse en ligne), les contestations se sont propagées dans d'autres localités proches comme lointaines.

4.1.3. Une même temporalité : des manifestations nocturnes

Dans un même mode opératoire qu'à Touba et Mbacké, les jeunes sont simultanément sortis dans les rues exigeant la fin de l'état d'urgence et du couvre-feu. Des jeunes des villes telles que Diourbel, Kaolack, Nioro, Mbour, Saly, Tambacounda, Ziguinchor et Dakar vont relayer les 3 et 4 juin 2020 Touba et Mbacké. Comme s'ils s'étaient concertés avant les manifestations, le leitmotiv reste partout le même « ça suffit, ça suffit, ça suffit…nous sommes fatigués de ce couvre-feu ».

Photo 2 : De gauche à droite. Scènes de Manifestations nocturnes du 04 juin 2020 à Kaolack, Ziguinchor et Grand Yoff (Dakar)

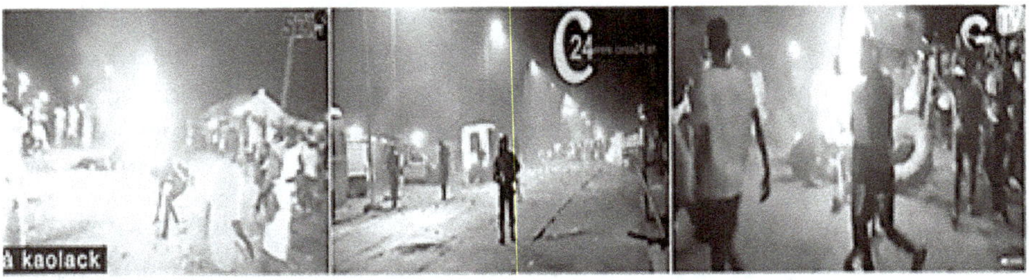

Les contestations sont d'une violence inouïe : des véhicules et des pneus incendiés, des locaux caillassés et des projectiles. La transformation de l'espace urbain en un véritable champ de bataille par les jeunes et l'édification de barrières dans certains endroits stratégiques pour refuser l'accès aux forces de l'ordre symbolisaient pour ces contestataires une large victoire. Celle-ci est d'autant plus grande que le prolongent des affrontements jusque tard dans la nuit signifie pour ces jeunes une réappropriation d'espaces dont-ils étaient coupés depuis la mise en place de l'état d'urgence assorti du couvre-feu le 24 Mars 2020.

Dans leur majorité, les contestations notées dans les différentes villes épousent les mêmes formes. Quelle que soit la ville considérée, elles partagent la nuit comme moment choisi pour passer à l'acte au moment où tout le monde est confiné chez soi dès 20 heures. Or si pour les adultes, hommes comme femmes, la nuit offre les conditions d'un repos après une dure journée de labeur, elle constitue pour les jeunes le moment privilégié de diverses pratiques socio spatiales. Profitant de la nuit pour échapper au contrôle social des parents et autres ainés, ils ont essayé de tenir tête à la puissance publique, de se faire l'écho de la lassitude de toute la population et de l'angoisse existentielle née d'une restriction de la liberté d'aller et de venir.

Aussi constituent-t-elles une nouveauté voire une stratégie qui s'inscrit à contre-courant de la « tradition ». Ces contestations sporadiques et fugaces faites la nuit renseignent sur plusieurs choses. Cette période la journée est-elle pour les protagonistes la seule fenêtre ouverte pour agir sans se faire repérer ?

Ou bien la nuit offre-t-elle l'avantage de l'effet de surprise sur une autorité publique toujours aux aguets ?

« *Les forces de police ne maitrisent pas au même titre que nous les quartiers de la ville. Et avec l'éclairage déficient et indigent on pouvait bruler des pneus, jeter des pierres et se disperser dès qu'ils arrivent. L'avantage pour nous d'opérer la nuit est qu'il est difficile d'être reconnu et les agents de police avec leur effectif réduit ne pouvaient prendre le risque d'entrer à l'intérieur des quartiers. [……..] La nuit nous avons vraiment l'avantage du terrain et la possibilité de préserver l'anonymat. Contrairement à la journée où on peut t'identifier facilement et venir t'interpeler chez soi-même après la fin des manifestations* [Jeune contestataire, Médina Baye, Kaolack].

Quoiqu'il en soit les contestations nocturnes demeurent la mode durant cette période de couvre-feu. Elles constituent la nouvelle donne par leur ampleur, leur durée (plusieurs heures) et les acteurs mobilisés (adolescents, élèves, étudiants, chômeurs, désœuvrés, etc.). Le rapport à l'espace de ces manifestations montre qu'elles ont comme cadre l'espace public (avenues, rond-point, artères urbaines, etc.). La volonté des jeunes reste un contrôle de ces lieux car très stratégiques et symbolisant la détention du pouvoir.

En somme, chaque ville étudiée offre ses particularités. Au niveau de Bambey, les contestations sont diurnes et sont l'expression d'un sentiment de repli communautaire. A Touba et Mbacké, c'est une réappropriation de la nuit comme forme de contestation. Enfin, les autres localités constituent l'extension des contestions nocturnes qui ont commencé à Touba. La rue apparaît comme un espace commun à une pluralité d'acteurs mais y compris l'Etat et ses démembrements garantissent l'accès et l'usage, son occupation par les jeunes symbolisait un objectif atteint à savoir secouer les autorités et l'évincement des manifestants réconfortait l'Etat dans son pouvoir régalien et garant de la sécurité des personnes et des biens bref de l'ordre. Dès lors, les contestations dénotent à quel point la ville et ses rues sont des lieux d'enjeux de pouvoir.

4.2 Des réponses différenciées des autorités aux contestations

Les contestations des jeunes se sont étendues dans plusieurs localités. Les réponses apportées à ces contestations des jeunes sont variables d'une autorité à l'autre. Si l'Etat procède à un assouplissement des mesures restrictives, d'autres acteurs comme les autorités religieuses s'appuient sur le contrôle social qu'elles exercent sur ces derniers pour respecter les mesures mises en place.

4.2.1 L'Etat et les contestations

Le respect scrupuleux de la loi qui incombe à tous conduit à confiner nombre de mouvements sociaux. Dans un tel contexte la particularité de ces contestations durant cette même période réside dans le fait qu'elles sont portées par les jeunes.

Le caractère passager des scènes de violence montre que ces derniers ne s'inscrivent pas ni dans une logique de marginalité, ni de dissidence, ni de rébellion ou de conquête d'une position particulière mais cherchaient-ils seulement à se réapproprier des espaces de sociabilités juvéniles mieux des territoires de la quotidienneté dont l'accès a été réduit ou ils ont été exclus. Les manifestations révélaient au travers d'un mobile violent les carences de tout un système politique et social. Et pour une épidémie dont la fin semble toujours incertaine et méconnue, il fallait éviter à tout prix que la crise sanitaire qui sévit, passe à une problématique de maintien de l'ordre. Et, in fine, à une problématique politique parce que les inégalités et les frustrations déjà présentes dans le corps social se sont exacerbées.

Et pour parer à une pareille situation, les autorités lâchent du lest à accéder à une partie des demandes d'une grande majorité des composantes de la population (société civile, jeunes, transporteurs, acteurs du secteur informel, etc.). Conscientes qu'une levée de l'état d'urgence et du couvre-feu de facto symbolisait un affaiblissement de l'Etat, les autorités optent pour des mesures d'assouplissement dans l'optique de calmer la colère après deux nuits d'incidents et de protestations contre les mesures destinées à contenir l'épidémie de COVID-19. Au plus haut niveau, le gouvernement prononce la levée des restrictions de transport sur l'étendue du territoire nationale avec le maintien du couvre-feu de 23h 00 à 05h 00. Les réunions dans les endroits publics ou privés, les restaurants, les salles de sport, les casinos vont bénéficier de ces mêmes mesures. Les autorités locales sont inscrites dans la même dynamique comme à Bambey. Elles montrent aux populations contestataires qu'un compromis est possible. « *Je veux rassurer la population que les opérations sont parfaitement maitrisées. Les gens qui y sont internés n'ont aucune raison de sortir pour se mélanger à la population. [....] A Touba, il y a deux centres de traitement et personne n'a encore entendu parler de contamination venue de ces centres* » (Gouverneur de la région de Diourbel).

4.2.2 Les autorités religieuses

A titre illustratif, en s'appuyant sur les principes qui fondent le système d'allégeance qui reste la pierre angulaire des confréries, le guide religieux a le pouvoir de faire cesser les manifestations. En effet, par *le jeebelou* et *le ndiguel l'un faisant du talibé-manifestant un talibé qui se met aux ordres exclusifs de son guide religieux quels qu'ils soient et l'autre fait de lui non pas un citoyen, mais un sujet qui concède à l'autorité religieuse le pouvoir de vie et de mort sur lui (Timéra et al., 2019)*[42], le Khalif général des mourides donna l'ordre d'arrêter les contestations et de rentrer.

La forme violente des manifestations au niveau de Touba, Mbacké et à Kaolack évoque des acteurs faiblement pourvus de la parole et que le contexte de la Covid 19 se prêtait peu à l'usage de l'écrit comme forme de contestation. En effet, les différentes contestations sont l'expression de « *vocalisation* » (Diop, Diouf, 1990) pour les populations, et les jeunes en particulier, de leur étouffement, de leur fatigue et de leur impuissance. Toujours, elles peuvent être considérées comme l'aboutissement des signaux d'une rupture voire la déliquescence des formes d'encadrement et de contrôle social étatique en partie construites sur des modèles rentiers et la politique du tout-Etat.

5. Discussions

Les contestations vues des villes de l'intérieur, qu'elles soient moyennes ou petites dévoilent la dynamique de ces lieux. En effet, elles comportent un caractère novateur.

5.1 Les villes de l'intérieur, des espaces inscrits dans un processus d'autonomisation ?

Les villes dans lesquelles ont eu les contestations sont en grande partie secrétées par une fonction spécifique, Kaolack et Diourbel pour la collecter et le drainage de l'arachide vers la métropole et la redistribution des denrées de consommation courante importées et manufacturées, Tambacounda pour la mise en valeur cotonnière, Touba et Mbacké se sont affirmées par leur fonctions religieuses ; avec la léthargie voire un profond déclin économique de *ces centres urbains qui ne vivaient que de leur fonction commerciale* (Sakho P, 1998). Aujourd'hui, les villes, en dehors des rares activités du tertiaire, vivent toutes au rythme de l'économie informelle dont le phénomène des mototaxis, marchands ambulants, gargotes, vendeurs d'eau, cireurs de chaussures constituent la face la plus saillante.

Si Dakar a été maintes reprises le lieu d'où tout est parti pour gagner les autres villes, les contestations locales nées de l'application des mesures prises conformément à la loi sur l'état d'urgence assorti du couvre-feu offre une toute autre lecture. Des villes jusque-là, reléguées au rang d' « *appendices des métropoles* » (Diop A., 2002) telles que Kaolack, Nioro, Diourbel, Tambacounda et Ziguinchor connaissent des dynamiques démographiques (croissance démographique) et socio-économiques (élévation du niveau d'éducation, amélioration de l'accès à l'information, retour des migrants de la

---

[42] M. B. TIMERA, M. DIONGUE, D. M. DIOP (2019). Territoires mourides, territoires tijanes : éléments de construction territoriale du religieux dans la ville de Kaolack in Actes du colloque Sékou Bamba sur islam et civilisations africaines.

ville et affectation de fonctionnaires, essor du secteur tertiaire et de l'économie informelle). Elles accueillent les prémices de contestations qui vont se propager. Une telle situation ne dénoterait-elle pas des mutations à la fois sociales et spatiales au sein des systèmes urbains et des phénomènes jugés jusque-là isolés peuvent avoir des effets spatiaux considérables et inattendus sur d'autres espaces contigus comme lointains.

Plus que sa fonction *de capitale des mourides* (Gueye Ch., 2002), la ville de Touba apparaît, dans cette période de contestations comme l'exemple d'un ascendant temporaire des manifestants sur les forces de défense et de sécurité. Cette diffusion territoriale d'un fait spatial qu'est la contestation trouve dans ces systèmes socio-spatiaux extravertis et connectés à la civilisation du numérique un véritable vecteur. Les images diffusées sur les supports audiovisuels (télévisions et réseaux sociaux) et les échos que s'en fit la presse ne sont pas sans incidences sur l'expansion des manifestations.

Dans ce contexte de crise sanitaire, les manifestations contre la gestion politique et sanitaire ont pu avoir comme cadre les villes aussi différentes que Kaolack, Diourbel, Tambacounda, Thiès et Ziguinchor au même titre que la métropole dakaroise. Une telle situation témoigne de leurs des mutations territoriales fortes comme tout espace humanisé et construit même si la vitesse, la forme et les facteurs ne sont pas les mêmes comparée à Dakar. Ces dernières sont en mettre en rapport avec les dynamiques démographiques (croît naturel et apport migratoire mineur), économiques (léthargie voire déclin des activités classiques et essor de celles dites informelles) et une expansion spatiale par phagocytage des villages contigus.

Mais elles partagent le fait d'être d'essence coloniale « les villes y sont le produit de la colonisation (Mbow L. S., 1985) à l'exception de quelques villes d'inspiration religieuse comme Touba et Médina Gounass, et touristique Saly et Cap Skiring. L'hétérogénéité de l'histoire urbaine est marquée en cette fin de XXe et début XXIe siècle par l'ascension de Dakar au rang de ville primatiale et une amorce de dynamisation des villes centres urbains secondaires. A l'époque l'essentiel des flux d'informations et d'innovations des mouvements sociaux avaient une direction centrifuge vers l'intérieur du pays.

Leur situation les y prédisposait. Kaolack, *ville portuaire* (Dessertine A., 1958) et carrefour à l'intersection de plusieurs routes nationales qui relient le Sud et l'Est au reste du pays par bénéficie de la position de centre quant à Tambacounda et Ziguinchor leur position frontalière en faisait des espaces d'échanges et de contacts avec le reste du monde.

La gestion politique de la crise sanitaire dans ses différents aspects a montré la place importante des territoires comme Touba et Kaolack. La sollicitation des guides religieux dans l'application les gestes barrières ou des mesures d'hygiène individuelles et collectives (lavage des mains, port du masque, etc.) ainsi que la fermeture des lieux de rassemblement comme les mosquées dénote la coexistence de la force religieuse à côté du pouvoir d'Etat. Et que ces territoires bien que partie intégrante de l'Etat, ils disposent de modes de fonctionnement et de gouvernance qui sont adossés au pouvoir *khalifal*.

Les contestations, qui sont nées durant cette crise sanitaire, sont porteuses de réelles dynamiques spatiales. Par leur prisme, elles peuvent être considérées comme un *« opérateur spatial »* (Lussault M., 2007) et dévoilent du coup comment la gestion politique et sanitaire de la pandémie Covid 19 peut être à l'origine de mutations sociales au niveau de certains lieux comme les espaces urbains.

5.2 Un poids de l'encadrement religieux dominant ?

Aussi le caractère fugace des contestions découlerait-il de l'existence et surtout la prégnance d'un encadrement social et surtout religieux ? Fidèles à leur position de contre-pouvoir, les chefs de confréries agissent sur la population en cas de controverse sociale ou de tension politique pour orienter la conduite des disciples et dicter l'attitude à adopter face aux problèmes sociaux et politiques. Et la sortie du Khalif de la confrérie mouride tard dans la nuit du 02 juin 2020, aux environs de 03 heures du matin, est très révélatrice. « *Je ne permettrai plus que des personnes se mettent à violer la sacralité de cette cité pour quelque raison que ce soit. Quiconque se hasardera de passer outre cette recommandation me verra sur son chemin.* [....] « *Retournez chez vous. Nous allons voir demain la source des problèmes et comment les régler*».

L'intervention du plus haut responsable de la ville en l'occurrence le Khalif général des mourides dont les injonctions et consignes ont quasiment force de loi pour ses millions de fidèles a suffi à ramener une accalmie dans les villes de Touba et Mbacké. Elle montre aussi le contrôle social que le pouvoir religieux exerce sur les talibés-citoyens. En effet, ces derniers appliquent à la lettre « le Ndiguel », la consigne, l'ordre du Khalif de surseoir aux contestations. De telles postures et comportements dénotent qu'au niveau de la ville de Touba les pouvoirs spirituel et temporel se retrouvent tous aux mains du khalif. Elles montrent la place éminente importante des dahiras, comme symbole d'une identité, espace de solidarité et surtout d'un encadrement rapproché du guide religieux sur les disciples qui lui ont fait allégeance (jebbelu). « *La fonction des dahiras consiste à organiser la clientèle urbaine mouride et à assurer la liaison entre celle-ci et l'administration centrale de la confrérie* » (Diop M. C., 1981).

Face au fait que « *le pouvoir central est paralysé, ce n'est pas du fait de son artificialité mais en raison de sa faible institutionnalisation et du maintien de liens étroits qui interdisent à l'administration publique de se constituer en corps autonome de la gangue sociale* » (Terray E., 1987) ; les jeunes urbains se sont tournés vers d'autres structures d'encadrement plus modernes, plus solidaires et plus flexibles que sont les institutions religieuses. Et ceci reste valable pour les tranches d'âge de la population. C'est aussi l'avènement d'un associassonisme religieux dans les entreprises, dans les marchés, des lycées aux universités, bref dans tous les espaces publics. Dès lors, toute velléité de régulation sociale, sanitaire ou politique chercherait à prendre en compte le religieux, en particulier les confréries.

6. Conclusion

Les villes favorisent les manifestations des jeunes contre la puissance publique. Par leur composition cosmopolite, *lieux de maximisation de l'interaction sociale* (Claval, 1984), elles constituent des cadres de rencontres, d'échanges et de mimétisme de mouvements de contestations sociopolitiques car intégrées dans une mondialisation inéluctable.

Si dans nombre de mouvements de contestations, le consensus peinait à se faire ; il faut au contraire signaler l'unité d'action entre les jeunes et les autres catégories sociales, même si ces dernières sont restées en marge des espaces scéniques dans lesquels se déroulaient les manifestations. Pour des générations qui n'ont guère connu ou vécu un régime de privation de la liberté d'aller et de venir, les dures conditions d'application des mesures liées à l'état d'urgence commençaient à nourrir un ressentiment et des velléités d'opposition voire de dissidence contre les symboles de l'Etat et ceux qui l'incarnent.

Les mouvements de contestations qui se sont déroulées dans les différentes villes sénégalaises ne sont pas une fin en soi. Quelles soient nocturnes ou diurnes, les contestations urbaines durant cette crise sanitaire avaient comme protagoniste majeur, les jeunes. Ainsi, toutes les contestations nocturnes s'opposaient à une restriction des libertés individuelles et collectives et par extension à un encadrement territorial, produit par l'Etat. Elles avaient tous comme mobile la fin du couvre-feu. Quant à celles diurnes, la crise sanitaire a constitué une opportunité saisie pour manifester contre des équipements et services déficients ou inaccessibles comme l'eau potable au niveau de Cap-Skirring.

Bien que les contestations se soient toutes déroulées dans les lieux urbains, ces derniers ont des histoires, des fonctions, des trajectoires et des dynamiques différentes. Bambey reste une ville secondaire avec une survivance des attaches rurales d'où ce fort sentiment de repli communautaire. Touba s'individualise par sa fonction religieuse et de nécropole avec une dynamique démographique portée par l'arrivée de migrants. Tambacounda et Ziguinchor d'une part, Kaolack et Diourbel d'autre part, partagent en commun le statut de ville de l'intérieur et capitale régionale. Si les deux premières citées sont des villes frontalières et enclavées, les deux dernières restent des villes intérieures du centre du pays avec une économie urbaine longtemps construite sur la production et la commercialisation de l'arachide.

Références bibliographiques

BENGA ND. A., (2001). Entre Jérusalem et Babylone : jeunes et espace public à Dakar in Revue AUTREPART, N° 18, pp. 169-178.

DIOP M. C. et FAYE O. (1996). Dakar. Les jeunes, les autorités et les associations in Jeunes, culture de la rue et violence urbaine en Afrique / Youth, Street Culture and Urban Violence in Africa, IFRA-Nigeria, 1997pp p. 147-208.

DIOUF M. et COLLIGNON. R., (2001). Les jeunes du Sud et le temps du monde : identités, conflits et adaptations in Les jeunes: hantise de l'espace public dans les sociétés du Sud ? Revue Autrepart (18), 5-15.

DIOUF. M (1992). Fresques murales et écriture de l'histoire : le Set-Setal à Dakar in Politique africaine, N°46, pp. 41-56.

FOURCHARD L. O. GOERG et GOMEZ-PEREZ M. (2009). Lieux de sociabilité urbaine en Afrique, L'Harmattan, Paris, pp. 405-433.

JACKSON W. (2004). Services publics, Etats et privatisation. In les politiques d'équipements et services urbains dans les villes du Sud sous la dir. (Ch. Chanson-Jabeur, C. Coquery-Vidrovitch et O. Goerg), Editions L'Harmattan, pp. 23-35.

KESSLER G. & SARAVÍ G. (2017). Les jeunes en Amérique latine : société et jeunesse in Revue-problemes-d'amerique-latine2017/2 N° 105 | pp. 5-12.

LUSSAULT M., (2007). L'homme spatial, Editions Seuil, 361 p.

MARIE A. et LEIMDORFER. F. (2003). L'Afrique des citadins. Sociétés civiles en chantier (Abidjan, Dakar), éditions Karthala, 440 pages.

MARTIN G et CAMARGO L. M. (2019). Prévention des violences en ville NOTES TECHNIQUES – N°59 – DECEMBRE 2019, 107 p.

MBOW L. S., (1985). Une lecture des villes sénégalaises in Annales de la Faculté des Lettres et Sciences Humaines, N° 15, pp. 265-288.

NIANE B., (2011). Le rap au Sénégal : les paradoxes d'un spleen in LIENS 14 – Fastef – UCAD – Novembre 2011, pp. 155-181.

RAISON J. P. et DUBRESSON A. (2003). L'Afrique subsaharienne, une géographie du changement, Editons Karthala, 244 p.

SAKHO P. (1998). Problématique de l'évolution des villes intérieures du bassin arachidier (Sénégal) in Annales de la Faculté des Lettres et Sciences Humaines, N° 28, pp. 153-164.

SAMB B. (1989). Le rôle des associations islamiques dans la régulation politique et sociale en milieu urbain au Sénégal in Annales de la Faculté des Lettres et Sciences Humaines, N° 19, 1989, pp. 95-105.

THIOUB I. (1999). «Marginalité juvénile et enfermement à l'époque coloniale: les premières écoles pénitentiaires du Sénégal, 1888-1927 », in Bernault, Florence (éd.), Enfermement, prison et châtiments en Afrique, du XIXe siècle à nos jours, Paris, Karthala, pp. 205-26.

THIOUB I., (1992). Banditisme social et ordre colonial : Yaadikkon (1922-1984) in Annales de la Faculté des Lettres et Sciences Humaines, N° 22, pp. 161-173.

TIMERA M. B., DIONGUE, M., DIOP D. M., (2019). Territoires mourides, territoires tijanes : éléments de construction territoriale du religieux dans la ville de Kaolack in Actes du colloque Sékou Bamba sur islam et civilisations africaines.

TSHIKALA K. B., (2000). Le Dossier Jeunes et culture de la rue en Afrique urbaine Politique africaine n° 80 – Décembre 2000, pp. 12-21.

https://www.francetvinfo.fr/monde/afrique/societe-africaine/coronavirus-deux-nuits-d-emeutes-au-senegal-pour-reclamer-la-fin-du-couvre-feu_3994819.html [Consulté le 04 septembre 2020].

https://www.jeuneafrique.com/919507/politique/francis-akindes-le-confinement-est-la-seule-solution-face-au-coronavirus-mais-il-risque-de-deboucher-sur-des-emeutes / [Consulté le 05 septembre 2020].

http://www.sudonline.sn/entre-incongruites-et-incoherences_a_47894.html [Consulté le 04 septembre 2020].

https://www.sudonline.sn/macky-sall-interpelle-de-toutes-parts_a_47954.html [Consulté le 05 septembre 2020].

10. RELATION VILLE-CAMPAGNE ET VULNERABILITE DES FEMMES DE DIENDER FACE A LA COVID 19

Awa GUEYE, Diatou Thiaw NIANE, Moussa Dieng NDIAYE, Edmée MBAYE

Département de géographie, Faculté des Lettres et Sciences Humaines, Université Cheikh Anta Diop

Résumé

La ville et la campagne ont toujours entretenu de relations de complémentarité. En effet la campagne est considérée comme lieu de production et la ville comme lieu de consommation. C'est ce qui explique la relation que la commune de Diender entretient avec les villes environnantes particulièrement la ville de Dakar. Cependant, les femmes de Diender communément appelées les Bana Bana acheminent leurs marchandises dans les grands marchés de Dakar. Ainsi dans le contexte actuel marqué par la pandémie de la Covid ces femmes sont vulnérables car elles subissent le plus les effets négatifs.

Mots clés : Vulnérabilité, ville, campagne, COVID

City-country Relation and Vulnerability of the Women of Diender to COVID-19

Abstract

The city and the countryside have always maintained a complementary relationship. Indeed the countryside is considered as a place of production and the city as a place of consumption. This explains the relations that the municipality of Diender maintains with the surrounding towns, in particular the city of Dakar. However, the women of Diender commonly known as Bana Bana transport their goods to the main markets in Dakar. Thus, in the current context marked by the Covid 19 pandemic, these women are vulnerable because they are suffering the most negative effects.

Key words: vulnerability, city, countryside, COVID

1. Introduction

La question de la relation entre « Ville » et « Campagne » interroge aujourd'hui sur les mutations profondes que connaissent ces deux entités. Le monde rural est de plus en plus marqué par l'évolution des zones urbaines qui le bordent et qui diffusent des modes de vie et d'organisation sociale particuliers : migration pendulaire, installation de nouveaux habitants, vocations récréatives et touristiques des espaces. En effet, La relation ville-campagne est pensée comme une relation fonctionnelle avec une hiérarchisation de l'affectation des usages du sol. Elle désigne également des entités géographiques distinctes et complémentaires partageant selon des modalités propres à chacune, des caractères à la fois urbains et ruraux.

La ville et la campagne sont deux facettes d'une même réalité spatiale et socio-temporelle mue par l'accroissement de la population. Elles ne s'opposent donc pas. La campagne est l'espace cultivé, de production de vivres et de matières premières pour les villes, le siège de la demande de production de produit manufacturiers et d'équipements agricoles et artisanaux (Emile N. Houngbo, 2015). Bien qu'étant proche de Dakar et de sa banlieue, la commune de Diender reste tout de même une zone rurale avec tous les attributs ou caractéristiques.

Cependant, depuis l'apparition de la maladie en Mars 2020 la pandémie n'a pas cessé de modifier les relations entre les villes et les campagnes. Une particularité qui s'observe aussi à travers les mesures barrières édictées par les autorités sanitaires, avec l'OMS en peloton de tête qui prônait la distanciation sociale pour couper la chaine de transmission du virus.

La pandémie de la COVID-19 plonge la plupart des pays dans une crise sanitaire sans précédent. Elle a très vite franchi les frontières africaines en particulier celles du Sénégal, qui est parmi les pays d'Afrique de l'Ouest les plus touchés. Au niveau des pays les autorités sanitaires (ministères de la santé, service de santé, hôpitaux, etc.) ont pris le relais.

Les états ont procédé à un ensemble de décisions (confinement restriction de la mobilité distanciation sociale interdiction de rassemblement dans les lieux publics, transports etc. Les forces de sécurité et de défense sont mobilisées pour le respect strict de ces mesures.

De telles mesures ont engendré pas mal de conséquences.

En milieu urbain on constate un resserrement des circuits d'approvisionnement en denrées alimentaires provenant de l'agriculture constituant le premier lien entre les villes et les campagnes. Face à l'émergence et la croissance continue dans les villes, la demande de plus en plus importante, accentue ce lien.

En milieu rural la cessation ou restriction de la mobilité entraine le ralentissement des activités génératrices de revenus et expose du coup certaines couches sociales qui dépendaient directement de ces activités en particulier les femmes.

Dans la commune de Diender, nous nous sommes intéressés à la vulnérabilité de ses femmes ainsi qu'aux secteurs d'activités directement impactés notamment le maraîchage, le transport et le commerce.

La commune de Diender est administrativement située dans la région de Thiès, département de Thiès, arrondissement de Keur Moussa. Elle est limitée à l'Est par la commune de Mont Roland, au Nord par Notto Gouye Diama, au Sud par la commune de Keur Moussa et à l'Ouest par la commune de Bambilor et de Yéne. Sa proximité avec la région de Dakar n'est plus à démontrer dès lors qu'elle partage une frontière commune avec deux communes de rurales de Dakar en l'occurrence Bambilor et Yéne.

Carte 1 : La commune de Diender et ses différentes voies de communication

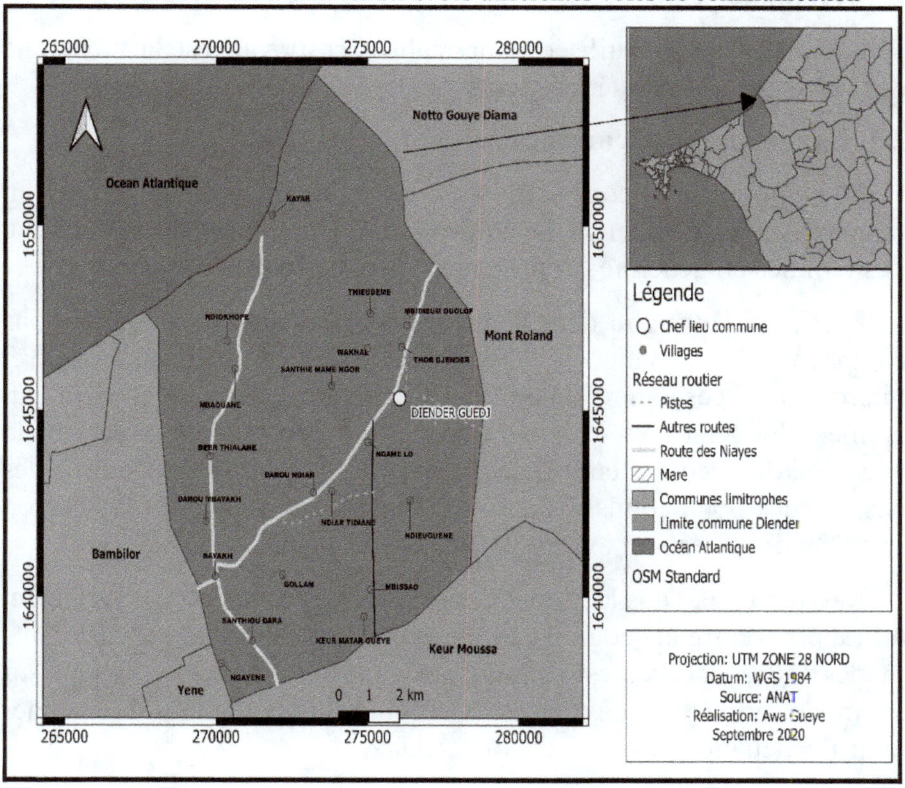

A partir de Dakar, 45 km (environ) en véhicule suffisent pour être dans le cœur du Diender. La route nationale N° 2 appelée route des Niayes, dessert plusieurs villages du Diender.

Diender appartient à la zone éco géographique des Niayes dont les particularités climatiques, pédologiques et hydrogéologiques assurent jusqu'ici la pérennité d'une intense activité d'agriculture de contre saison appelée maraîchage.

En effet contrairement au reste du pays, où l'activité agricole est exclusivement sous pluie et, presque inexistante durant la période non pluvieuse, cette zone bénéficie de conditions naturelles favorables pour l'agriculture toute l'année. Le maraîchage et l'arboriculture pratiqués dans cette zone font appel à une main-d'œuvre assez importante.

Ces flux de population viennent grossir de plus en plus les rangs d'une population locale déjà en forte mutation.

2. Méthodologie

La méthodologie utilisée pour réaliser ce travail est la recherche documentaire et l'enquête de terrain.

2.1. La recherche documentaire

Elle a porté sur la consultation d'articles, de mémoires, de livres en rapport avec les relations ville compagne, la Covid mais aussi l'activité des femmes en générale et particulièrement celle de Diender comme :

Emile N. Houngbo dans son document portant sur les « relations campagne et ville : deux réalités complémentaires et interdépendances » dont la réflexion est portée sur les réalités qui animent les villes et les campagnes. Son analyse est axée sur la nécessité de la coexistence de ces deux entités pour la satisfaction des besoins des populations. Ce qui nous interpelle à élucider la relation que Diender entretient avec les villes environnantes.

Bavoux et al. dans le livre « Géographie des transports » ils relatent les rapports entre la géographie et la mobilité sans oublier les différents modes de transports c'est ce qui nous a poussés à mieux réfléchir sur les modes et moyens de transports qu'utilisent les femmes de Diender pour l'évacuation des produits maraîchers.

Ainsi, parlant de l'impact de la Covid 19 dans la sécurité alimentaire des population, le **Comité de la sécurité alimentaire mondiale (CSA)** dans une déclaration publiée le 19 mars 2020 a souligné : « La nutrition risque d'être affectée car les gens optent pour les aliments à plus grande durée de conservation et préemballés, pouvant être moins nutritifs, et les fruits et légumes frais deviennent moins disponibles en raison des achats de panique et des perturbations dans les systèmes alimentaires » cela s'explique par le fait que les marchés sont de plus en plus peu fréquentés par les gens pour éviter les rassemblements.

L'Organisation Internationale du Travail (OIT), dans son recueil intitulé résilience socio-économique face à la COVID-19 montre comment la crise sanitaire a lourdement affecté les femmes, notamment celles qui travaillent dans le secteur informel. Il met aussi en valeur la particularité discriminatoire qui accompagne la COVD-19, mettant en exergue que les hommes et les femmes sénégalais ne sont pas égaux en situation face à la pandémie.

Laurent Carroué, dans son article « Mondialisation et dé mondialisation au prisme de la pandémie de COVID-19. Le grand retour de l'espace, des territoires et du fait politique » met en évidence la mobilité sur toute ses formes et affirme : « Restrictions de déplacements, confinement des populations et fermetures des frontières se traduisent par l'émergence de nombreux cloisonnements. Ils sont à géométrie, intensité et temporalité variables, selon les espaces et les niveaux d'échelles considérés. Ils débouchent tous cependant sur un effondrement spectaculaire historiquement inédit des mobilités humaines et matérielles ». Ainsi la commune de Diender n'a pas été épargnée par cette perturbation des mobilités.

Moussa Dieng Ndiaye, dans son mémoire portant sur « l'impact du maraîchage dans la dégradation des ressources naturelles dans les Niayes aux abords du lac Tanma» a mis en exergue les réalités socio-économiques et environnementales de la commune de Diender. Son mémoire associé au document de planification de la zone d'étude Plan Locale de Développement (PLD) nous a permis d'étudier la zone avec ses atouts et ses contraintes.

Les comptes rendus et rapports du comité (Task force COVID 19) de la localité nous a servis de support pour comprendre les effets de la Covid et la vulnérabilité des femmes de Diender sans oublier les différentes réalisations du comité sur le volet social ainsi que le volet sanitaire.

2.2. Enquête de terrain

Les travaux de terrain ont porté sur des enquêtes qualitatives dans la commune de Diender et essentiellement dans le village de Keur Matar. Nous avons fait deux Focus groups d'environ une douzaine de personnes composées majoritairement de femmes (plus de 7 femmes par groupe). Nous avons aussi fait des interviews auprès des femmes bana –bana (dix femmes) trouvées chacune, chez elles, sous l'arbre à palabre en train de se reposer au retour du marché vers 15 heures (tableau 1).

Tableau 3: Le nombre de femmes enquétées selon leur situation marimoniale

Situation matrimoniale	Mariés	Divorcés	Veuves
Nombre de femmes	3	3	4

Sur les dix femmes enquêtées on constate que les sept sont âgées de plus de 45 ans. En effet, la plupart d'entre elles ont à leur charge au moins trois enfants, soit elles sont divorcées (3) ou des veuves (4). De plus, les neuf vont toutes dans les marchés de Dakar.

L'entretien avait aussi relaté les questions relatives aux différents marchés fréquenté par les femmes bana-bana, aux différents légumes vendus, à la situation économique avant et pendant la COVID-19, aux difficultés des femmes depuis le couvre-feu, aux stratégies d'adaptations misent en place etc. Nous avons aussi eu un entretien avec les personnes ressources c'est-à-dire les membres du comité de lutte conte la COVID (Task force COVID-19).

3. Formes de relation entre Diender et villes environnantes

La commune de Diender entretient des relations qui entrent dans le cadre de la mobilité avec son entourage. Elles peuvent être dans le domaine du commerce ou du transport.

3.1. Un transport COVID-19 au niveau de Diender

La mobilité est une forme élémentaire de la vie quotidienne qui conditionne l'accès à la diversité des ressources. La mobilité quotidienne féminine signifie les déplacements que les femmes sont appelées à effectuer chaque jour pour accéder aux lieux de travail, aux sources d'eaux, aux marchés ruraux, d'où l'importance de l'article « mobilité, accessibilité et liens sociaux » écrit par Vandersmissen M.-H., (2003). C'est dire que la mobilité n'est pas une fin en soi. C'est parce que toutes les ressources dont l'activité économique ou la vie sociale ont besoin pour s'accomplir ne sont pas directement accessibles sans déplacement, que la mobilité se développe (Bavoux et al., 2005). Cependant, les populations de la commune s'activent globalement dans l'agriculture, le commerce et le transport. Sa proximité par rapport à Dakar fait que beaucoup de personnes mènent leurs activités dans cette ville sans pour autant sentir la nécessité d'y séjourner. Elle fonctionne comme une banlieue de Dakar avec une mobilité assurée par de nombreux jeunes s'activant dans le transport. En effet, le tronçon routier Bayakh-Mboro encore appelé route des Niayes sillonne la Commune. Il est prolongé par des raccordements à partir du carrefour Bayakh vers Kayar et kilomètre 50. Les villages intérieurs ne sont pas bien desservis, car composés essentiellement de sentiers ou de pistes à latérite impraticables. Par exemple certains villages enclavés comme Keur Matar Gueye, Mbissao et Ndieugune se situent à plus de 7 km de la route des Niayes. Cette mobilité s'explique par l'activité principale de la zone qui est le commerce.

Les femmes commerçantes communément appelées bana-bana acheminent la production maraîchère dans les grands marchés de Dakar comme Castor, Dalifort, Rufisque, Cambérene Thiaroye, etc. Le transport est aussi un secteur qui occupe beaucoup d'actifs. Ils sont nombreux, commerçantes et chauffeurs de Ndiaga-Ndiaye, TATA, taxi brousses appelés « clandaux » qui effectuent des déplacements pendulaires entre les grands centres urbains et la commune.

Cependant, les restrictions sur les transports et l'absence de moyens d'acheminement et de conservation des produits frais et périssables compromettent le fonctionnement des marchés urbains, bien qu'ils soient toujours fréquentés. Au niveau de Diender les commerçantes éprouvent d'énormes difficultés de transporter les produits maraîchers des zones de production vers les marchés. On peut aussi signaler le mauvais état des pistes évoqué par les femmes lors des interviews. Elles soulignent que les pistes sont impraticables surtout en période d'hivernage. On note aussi des tracasseries policières qui ne leur permettent pas toujours de transporter les produits dans les meilleures conditions jusqu'aux différents marchés disent-elles. Tout cela entraîne des coûts de transactions importants, qui augmentent les prix de détail et limitent la commercialisation des produits. Elles ont aussi signalé l'augmentation du coût du transport qui passe de 1000 fcfa à 2000 fcfa par personnes quand l'horaire ne vient pas et de 500 fcfa à 750 fcfa le sac de légumes pour les commerçantes qui vont à Dakar.

Les femmes rencontrent des difficultés relatives aux conditions d'embarquement. Les véhicules empruntés ne sont pas toujours destinés au transport de marchandises. Souvent les passagères et les marchandises sont dans le même véhicule et en cas d'accident elles sont exposées à la mort. Plusieurs accidents de ce type ont été recensés dans cette zone et la plus récente a causé la mort de cinq femmes et d'un enfant.

3.2. Une activité commerciale impactée

Le commerce est une activité très importante au niveau de la commune. Il occupe la presque totalité des femmes. C'est une activité qui est possible grâce à la commercialisation des produits maraîchers (carottes, aubergine, aubergine amère, piment, patate douce, choux…) et à l'existence de la route Bayakh Mboro qui facilite leur acheminement vers les centres urbains. Toutefois, ce secteur rencontre de grosses difficultés concernant la collecte des produits à l'intérieur des champs. Le plus souvent ce sont des charrettes qui sont utilisées. Ceci augmente non seulement le coût du transport mais accentue les risques de détérioration des produits. Ndéye KHOUMA marchande au marché Castor affirme « avant la COVID je vendais 2 à 3 sacs de légumes par jour mais depuis l'arrivée de la pandémie j'arrive plus à écouler un seul sac ». Cependant, les femmes laissent le reste de la marchandise au marché dans les dépôts en payant 100 fcfa par jour en guise de frais de gardiennage parce que la zone n'est pas dotée d'unités de conservation des récoltes. Ce qui fait que les produits non écoulés pourrissent le plus souvent et sont tout simplement jetés. D'où l'urgence ou la nécessité d'acheminer quotidiennement la production.

Carte 2 : Déplacement des femmes de Diender vers les marchés des villes environnantes

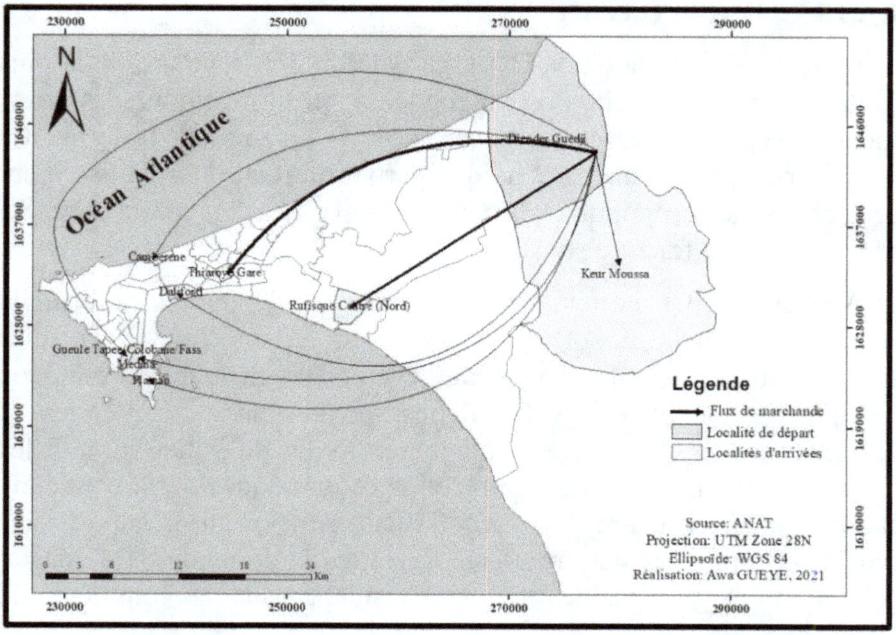

Les femmes de Diender empruntent différents moyens de transport terrestre notamment les Ndiaga-Ndiaye, TATA, taxi brousses appelés « clandaux » pour acheminer les produits maraîchers vers les marchés des villes environnantes. Les Ndiaga-Ndiaye sont communément appelé « horaire » de par leurs temporalités car ils circulent 7jours sur 7 à des heures habituelles.

D'ailleurs ce n'est pas étonnant de constater que le premier cas confirmé de coronavirus et les premiers cas contacts suivis sont des commerçantes issues de plusieurs villages et partageant le même « horaire ». En effet, elles s'organisent par section pour se rendre aux marchés des villes. Celles qui vendent dans les marchés les plus éloignés partent très tôt au milieu de la nuit, vers 4 heures du matin, alors que celles qui vont dans les marchés proches quittent vers 6 heures. Elles reviennent dans l'après-midi vers 15 heures en apportant des denrées de première nécessité (huile, riz, céréales, etc.). Et si toutefois le chiffre d'affaires réalisé est conséquent elles en profitent pour acheter des vêtements, des ustensiles et autres articles courants.

4. La vulnérabilité des femmes de Diender face à la COVID

4.1. La COVID à Diender

La pandémie de la COVID-19, au-delà du défi sanitaire de la plus haute importance qu'elle pose, a engendré, au fil des jours, des effets sociaux, économiques et politiques négatifs notamment la fermeture d'entreprises, le chômage technique partiel ou total, le ralentissement de la croissance économique, la hausse des prix des denrées de première nécessité et une fracture sociale.

Au Sénégal, La participation des femmes à l'économie informelle est particulièrement importante soit 75 % en 2016 selon l'ONU. Elles sont les actrices incontournables du développement socio-économique du pays. Cependant la COVID-19 constitue un frein aux conséquences néfastes pour les femmes particulièrement celles du milieu rural. Elles ont subi de plein fouet les contrecoups économiques de la pandémie causés par la fermeture des marchés, l'interdiction du transport inter urbain, la fermeture des frontières terrestres et aériennes. Ce constat général n'épargne pas les femmes résidant dans la commune de Diender.

Au début du mois de Mai 2020, une commerçante de légumes, résident à Diender village et opérant au marché de Castor, a introduit le virus dans la commune. En moins d'une semaine, le nombre de contaminés a atteint 44 et repartis entre les villages de Thor et de Diender. Le sous-préfet de l'arrondissement de Keur Moussa a aussitôt procédé à la fermeture des gares routières situées dans sa circonscription alors qu'un arrêté ministériel N°008231 du 25 Mars 2020 relatif aux restrictions dans le secteur des transports terrestres pour la lutte contre la COVID-19 avait déjà interdit les déplacements entre régions. Le respect strict de ces mesures sanitaires impose la restriction de la mobilité. On assiste alors à un ralentissement voire un arrêt systématique de certaines activités génératrices de revenus. Du côté des femmes la commercialisation des légumes au niveau de Dakar devient quasi impossible. Les recettes quotidiennes des commerçantes dont la plupart sont des chefs de famille leur permettent d'assurer la dépense. C'est pourquoi leur désarroi était très visible à l'annonce de l'interdiction des déplacements et des fermetures de gares routières.

Les producteurs maraîchers qui ne comptent que sur la vente de leurs productions pour subvenir aux besoins familiaux essentiels (nourriture principalement) sont aussi dans le désarroi.

4.2. Impacts de la COVID sur la vie des femmes de Diender

Il nous a été révélé après échanges avec quelques-unes d'entre elles, qu'en peu de temps, le peu d'épargne était épuisé. Cette situation les place dans une insécurité alimentaire sérieuse alors que les aides alimentaires annoncées tardaient à arriver à destination.

Si une telle situation perdure, l'impact économique et social serait catastrophique. Plus de 90 % de la population vivent du maraîchage et ses activités connexes. Le constat est qu'à cause de la COVID, elles ne peuvent plus continuer leurs activités normalement.

Même après la reprise des activités elles subissent les effets négatifs de la pandémie, au marché c'est la stigmatisation car elles sont taxées d'habitantes des villages infectés. Elles notent aussi une réduction remarquable de la clientèle qui évolue dans les restaurants qui sont pratiquement fermés par mesure de prudence. C'est ce qui a entraîné une diminution des recettes. La COVID 19 a contribué à l'affaiblissement des moyens d'existence, aggravant la vulnérabilité et mettant en danger la survie de nombreuses familles.

5. Les stratégies d'adaptation face à la COVID-19

5.1. La résilience des jeunes

Le comité, essentiellement composé de jeunes, s'était organisé durant la période de couvre-feu du mois de Juin dans une structure de riposte contre la COVID-19 au niveau local appelée Task force COVID-19. Une organisation murement réfléchie dont les activités ont visé plusieurs objectifs. La vigilance sur les mouvements des personnes, notamment par la surveillance des entrées et des sorties. Pour cela des équipes composées de jeunes dynamiques et engagés ont été formées dans les différents villages. Aussi des campagnes de porte à porte étaient organisées pour sensibiliser les populations sur les motivations et les objectifs de l'état d'urgence, du couvre-feu, du lavage des mains, du port des masques, de la distanciation sociale, de l'adoption des gestes-barrières, etc.

Ce même comité a procédé à la mise à la disposition des populations les équipements et autres matériels nécessaires tels que kit lave-mains et produits antiseptiques, thermo-flashs, masques, etc. Il fallait vite faire en sorte de soulager les individus et/ou groupes sociaux précarisés par la mise en œuvre des mesures de lutte contre la pandémie, notamment en leur apportant de l'aide alimentaire dans des conditions de décence et respect de la dignité des personnes. Au cours des activités de lutte contre la COVID-19, les échanges entretenus avec des acteurs de différents secteurs (transport, commerce) ont permis de cerner certains enjeux de la centralité de la question sanitaire dans les préoccupations de développement socio-économique et environnemental.

5.2. La résilience des femmes

La fermeture des « louma » (ou marchés hebdomadaires), lieux de grandes rencontres commerciales nationales et sous régionales, a des effets dévastateurs sur les conditions de vie des femmes rurales et de leurs familles. Elles sont les premières touchées par les mesures de l'Etat (couvre-feu, limitation des déplacements…) du fait de leur importance dans le secteur informel soit 75 % des femmes (ONU, 2016). Ainsi, elles font face à l'impossibilité de commercialiser leurs produits, elles sont confrontées aussi à des difficultés diverses telles que le recouvrement de leurs créances auprès de leurs débiteurs. Face à ces difficultés diverses les femmes ont su démontrer leur capacité de résilience face à la pandémie.

Au niveau de Diender, elles ont mis en place une stratégie pour alléger les effets de la crise. Elle consiste à s'organiser entre elles par groupes et elles partent à tour de rôle au marché. En effet, elles ont trouvé de véritables opportunités dans le *e-commerce* qui connaît un développement fulgurant et qui est en train d'introduire une véritable révolution dans l'entrepreneuriat féminin. Ce dernier permet aux commerçantes de la zone d'assurer la fourniture de légumes aux marchés sans pour autant effectuer le déplacement en masse. Le transport de marchandise n'étant pas interdit, un choix sur deux d'entre elles pour convoyer et distribuer la marchandise aux clients respectifs atténue la baisse du chiffre d'affaires aussi bien pour les commerçantes que les acteurs du transport ainsi que les maraîchers. Mais toutefois, le *e-commerce* rencontre des difficultés relatives à la maîtrise de la clientèle. Aussi pendant cette période certaines femmes partaient aux champs pour cultiver *Hibiscus Sabdariffa* (le Bissap). Bien vraie qu'elles ont développé des stratégies de résiliences leur implication dans la lutte contre la COVID-19 demeure limitée.

6. La mise en place d'un comité de riposte

Selon l'organe des Nations unies chargé de la Stratégie Internationale de Prévention des Catastrophes (SIPC), la résilience est la capacité d'un système, d'une communauté ou d'une société exposés aux risques, de résister, d'absorber, d'accueillir et de corriger les effets d'un danger d'une manière opportune et efficace notamment par la préservation et la restauration des structures essentielles et de ses fonctions de base.

Dès lors la résilience traduit la capacité, la nécessité ou l'urgence d'apporter une réponse face à un danger qui sévit afin de le surmonter et de le dépasser.

Il faut savoir que, dans le cas de figure qui interpelle notre étude, les populations sont exposées au virus déjà présent dans la commune et elles encourent le risque de le contracter avec toutes les pesanteurs sociales liées à la stigmatisation.

Les femmes sont exposées aussi à la baisse voire l'absence de chiffre d'affaires malgré les charges familiales qu'elles assurent quotidiennement grâce aux revenus du commerce.

Face à toutes ces contraintes imposées par la maladie et ses corollaires, les populations sont dans l'urgence d'adopter des approches efficaces pour assurer leur survie. Ainsi, au-delà du défi sanitaire qui consiste à contrecarrer la progression du virus avec la mise en place de task forces dans plusieurs villages, il faut aussi penser à des adaptations et des accompagnements sociaux. Le comité a aussi développé une stratégie de mobilisation des ressources financières et matérielles permettant à TF-COVID-19 de réaliser ses ambitions médicales et sociales.

Pour cela le comité a décidé de couper la chaîne de transmission c'est-à-dire éviter toute propagation en incitant les gens au port du masque et au respect des mesures barrières pour pouvoir essayer d'éradiquer, et très rapidement, le virus. Ainsi sur le plan sanitaire, le comité a procédé à l'instauration d'un cadre permanent de concertation et de suivi quotidien des actions. Dès lors, en plus des réunions quotidiennes qui se tenaient tous les après-midi au poste de santé de Keur Matar, le comité a créé un groupe WhatsApp qui sert de plateforme d'échange strictement circonscrit aux activités de la TF-COVID19 pour la lutte contre la pandémie. En effet, de l'argent a été collecté à partir de dons issus des bonnes volontés résidents ou de la diaspora. Il a servi à l'achat de quatre thermo-flashs, en plus des deux offerts par la Mairie ajoutés aux deux autres offerts par un bienfaiteur. Ensuite, le comité est passé à la formation des relais communautaires et autres volontaires chargés de la gestion du dispositif de control en collaboration avec le personnel du poste de santé. Ces volontaires sont pour la plupart des étudiants et lycéens retenus au village par le confinement.

Enfin le comité a acheté une vingtaine de kits lave mains (15 000 FCFA/unité, près de 1800 masques et une quantité significative de savon et autres détergents. Sur le plan social, le comité a accompagné à la limite de ses moyens disponibles les couches sociales les plus impactées. Après l'identification discrète de ces couches, elles ont bénéficié de dons composés de nourritures et de produits détergents.

Le comité avait récolté plus de 1 500 000 FCFA, une somme avec laquelle deux tonnes de riz et 40 bidons d'huile (de 5 litres) ont été achetés.

Cependant, les femmes affirment qu'elles n'ont pas reçu d'aide venant du comité, de l'Etat ni de la municipalité. Cette négligence vis-à-vis des femmes est due à l'absence d'organisations traditionnelles et modernes qui dans ces périodes de crise servent de réseaux de solidarité et d'entraide permettant aux femmes de pouvoir atténuer les impacts et de renforcer leur résilience.

7. La place des femmes dans la task force COVID-19

Les femmes occupent une place importante au sein de la Task force COVID-19. Elles facilitent le dialogue social surtout avec les femmes bana-bana. Elles se sont engagées pour l'éradication complète du virus au niveau de la commune en général et particulièrement dans les maisons en veillant à la salubrité et aux respects des gestes barrières.

Au nombre de cinq elles participent activement aux réunions du comité et aux actions développées par ce dernier. D'ailleurs Coumba NDONGO, agent au poste de santé de Keur Matar Guéye, est à la tête de la commission appelée collège des femmes. Le comité travaille aussi en parfaite collaboration avec Madame TANDIANG sage-femme au poste de santé de Keur Matar GUEYE pour sensibiliser davantage.

Tableau 4: Le nombre selon la représentation dans le comité

	Homme	Femmes
Nombres	30	5

Malgré la place que les femmes occupent au sein de la société elles sont faiblement représentées dans le comité même si on voit que des étudiantes intègrent de plus en plus ce dernier. Et pourtant vu leurs statuts socio-économiques, elles devraient être plus impliquées pour pouvoir atténuer leurs faiblesses dans le contexte de distribution d'aides et de vivres pour faire face aux problèmes économiques qu'elles rencontrent. Le manque d'organisation de la part des marchandes n'est-il pas à l'origine des problèmes que rencontrent ces dernières ?

8. Conclusion

La ville et la campagne se complètent. En effet, la campagne fournit l'essentiel des aliments qu'utilisent les citadins c'est ce qui explique les relations entre Diender avec les villes environnantes par le billet des femmes vendeuses de légumes. Cependant, la pandémie a démontré à suffisance la vulnérabilité des moyens de subsistance surtout en milieu rural et l'exposition des populations surtout féminines aux crises et catastrophes si l'on tient compte de ses répercussions immédiates sur les activités. La précarité des systèmes de production renseigne bien sur la défaillance des stratégies d'adaptation. A ce niveau, elle soulève la nécessité de renforcer les sociétés rurales en équipements sanitaires, scolaires, agricoles en unité de production et de conservation.

Mais ces premières réponses sont loin d'être efficaces si le statu quo de l'état d'urgence devait se maintenir. Il y aura nécessairement un besoin d'accompagnement multiforme pour permettre à certaines familles de s'en remettre. Cet accompagnement est attendu du gouvernement et de ses services décentralisés et déconcentrés.

Si jamais il y a survivance de la contamination et la multiplication des cas en grand nombre, les effets et les séquelles qu'elles engendreront seront d'une portée et d'une rémanence qui vont significativement impacter la vie, au sens large, de toutes les populations.

Références bibliographiques

BAVOUX et al. 2005, *Géographie des transports*, Armand Colin, Paris, 231 p.

BONERANDI E., (2007), *La mobilité des populations pauvres dans les espaces anciennement industrialisés*, Presse universitaires Blaise Pascal, Clermont-Ferrand.

Collectif, « la pandémie de COVID-19, regards croisés de géographes », *Géo confluences*, Mai-octobre 2020.

Emile N Houngbo, (2015) AGRIDAPE, *Revue sur l'agriculture durable à faible apports externes*, Volume 31, n°2, 4 p.

RAPPORT DE SUIVI PRÉLIMINAIRE AVRIL 2020 *Impact du COVID-19 sur le droit humain à l'alimentation et à la nutrition*

NDIAYE M. D. (2009), *L'impact du maraichage dans la dégradation des ressources naturelles dans les Niayes aux abords du lac Tanma* mémoire de géographie.

Comptes rendu et rapports Task force COVID-19.

SAMAKE L. (2015), *Politiques et mesures d'accompagnement de l'agriculture familiale dans un contexte de changement climatique : analyse des perceptions des exploitations agricoles au Sénégal*, Master 2 ENSA.

GARRAU M. (2012), *Politiques de la vulnérabilité*, CNRS éditions ; Sante, pauvreté et vulnérabilité intergénérationnelles : Rapport 2012, Laboratoire de recherche sur les transformations économiques et sociales Sénégal, LARTES/IFAN.

VANDERSMISSEN M.-H., (2003) Mobilité, accessibilité et cohésion sociale, in *Cahiers de géographie du Québec,* vol. 47, n° 131, pp. 201-222.

11. LES MUNICIPALITES DE L'AGGLOMERATION DAKAROISE (SENEGAL) A L'EPREUVE DE LA COVID-19 : QUELLE OFFRE DE SERVICE POUR UNE GESTION LOCALE DES PANDEMIES ?

Mame Cheikh NGOM, Momar DIONGUE, Sidia Diaouma BADIANE

Département de géographie, Faculté des Lettres et Sciences Humaines, Université Cheikh Anta Diop de Dakar

Résumé

L'article s'intéresse à la gestion des communes de l'agglomération dakaroise dans le contexte de la pandémie du Coronavirus. Il analyse les effets induits par la pandémie sur le fonctionnement des organes délibérants et de l'administration locale, la gestion des finances locales et l'exécution des projets et des programmes de développement. Les données globales publiées par le Ministère de la Santé du Sénégal ont permis de contextualiser la pandémie et de la spatialiser à travers des cartes dynamiques. Elles sont couplées avec des données qualitatives recueillies auprès des services techniques communaux.

La pandémie a perturbé le fonctionnement du conseil municipal et l'administration locale. Les alternatives comme le télétravail ne peuvent marcher à cause du faible niveau d'instruction des élus locaux et des agents municipaux. Le confinement a des effets négatifs sur le recouvrement des deniers et l'exécution des dépenses prioritaires dans les domaines de l'éducation et la santé. Des déséquilibres sont notés dans la gestion des finances locales et dans l'exécution des projets et programmes de développement. Tous ces facteurs ont influé négativement sur les stratégies de riposte des communes dont les pratiques visent à pallier ou renforcer le dispositif d'intervention étatique.

Mots clés : décentralisation, territoire, municipalité, pandémie, gestion locale, offre de service

The Municipalities of Dakar's Built-up Area (Senegal) amid the Hardships of COVID-19: What Service Provision for a Local Management of Pandemics?

Abstract

The article focuses on the management of municipalities in the Dakar conurbation in the context of the Coronavirus pandemic. It analyses the effects of the pandemic on the functioning of the legislative bodies and local administration, the management of local finances and the implementation of development projects and programmes. The global data published by the Ministry of Health of Senegal have made it possible to contextualise the pandemic and spatialise it through dynamic maps. They are coupled with qualitative data collected from communal technical services.

The pandemic has disrupted the functioning of the municipal council and the local administration. Alternatives such as teleworking cannot work because of the low level of education of local elected officials and municipal employees. Containment has negative effects on the recovery of funds and the execution of priority spending in the areas of education and health. Imbalances are noted in the management of local finances and in the implementation of development projects and programmes. All these factors have had a negative impact on the response strategies of communes whose practices are aimed at mitigating or strengthening the state's intervention mechanism.

Keywords: Decentralization, Territory, Municipality, Pandemic, Local management, Service Provision

1. Introduction

La COVID-19 serait-elle une pandémie éminemment urbaine ? Les données statistiques ont révélé que la ville est son épicentre dans tous les continents. Elle constitue en même temps la porte d'entrée et le point de diffusion à l'intérieur des pays. Plus de 95 % des cas confirmés de COVID-19 se trouvent dans les zones urbaines (ONU-Habitat, 2020). Plusieurs facteurs contribuent à faire de la ville le principal foyer épidémiologique de la COVID-19.

L'ouverture au monde des villes favorise la « propagation de virus multiformes » (Pouye, 2020) au point qu'on parle de l'existence d'une corrélation entre le degré de connexion de la ville et des territoires aux réseaux mondiaux et la pénétration de ce virus. S'agissant de l'Afrique, le signalement de cas de COVID-19 est fortement corrélé à l'exposition aux contacts internationaux, à la taille de la population urbaine et à la solidité du secteur de la santé (Centre d'études stratégiques de l'Afrique, 2020)

Concentration et densité urbaines qui traduisent l'idée même de ville en favorisant des interactions et des déplacements fréquents sur des distances et des espaces réduits, sont-elles devenues des facteurs de vulnérabilité de la ville dans le contexte de la COVID-19 ? La forme urbaine, la ville compacte, des villes italiennes et espagnoles semblent constituer l'un des principaux facteurs de diffusion rapide de la COVID-19 dans ces pays. Ce modèle urbain associé à la ville durable présente ainsi une certaine fragilité dans le contexte de l'Europe du Sud.

S'agissant de l'Afrique surtout subsaharienne, la nature de l'urbanisation est perçue comme le risque majeur de propagation du virus. Il existerait une relation systémique entre caractéristiques de l'urbanisation et vulnérabilités aux impacts de la COVID-19 (ONU-Habitat, 2020). Selon cette organisation, l'informalité, la pauvreté et l'inégalité persistantes sont une manifestation des contraintes structurelles sous-jacentes de l'urbanisation de l'Afrique. Le schéma de développement spatial fortement différencié et sous intégré des villes africaines, introduit des variations dans les facteurs de propagation du virus dans l'espace urbain.

Les espaces marqués par l'informalité, la promiscuité sociale et une faible couverture en services sociaux de base sont les plus vulnérables aux effets des crises comme celle de la COVID-19. La ville africaine est façonnée par une croissance rapide et la dynamique du secteur informel. L'habitat informel concentre 47 % de la population urbaine en Afrique (op.cit). L'économie urbaine est dominée par le secteur informel qui emploie 71 % des Africains. La forte densité démographique et l'insuffisance de l'offre de transports publics et des équipements marchands favorisent des frottements entre citadins dans l'espace urbain. Les grandes métropoles ouest-africaines affichent des densités supérieures à 10 000 habitants au kilomètre carré (hab./km²) à l'image de Lagos, 13 909 hab./km², Dakar, 12 617 hab./km², et Abidjan, 11 155 hab./km² (Mbow et al., 2020).

L'environnement urbain et les pratiques des citadins surtout des milieux défavorisés se présentent comme des facteurs aggravants la vulnérabilité de la ville face au coronavirus. Quelles sont les stratégies déployées par les communes urbaines pour assurer le fonctionnement de leur institution et réduire la vulnérabilité des populations dans le contexte de la pandémie ? L'article analyse les effets de la pandémie de la COVID-19 sur la gestion et les capacités de riposte des communes de l'agglomération dakaroise. La COVID-19 en perturbant le fonctionnement des activités économiques urbaines, de l'administration et de l'institution municipale a réduit les capacités de mobilisation de ressources et d'interventions des pouvoirs publics locaux. Le choix de la zone d'étude est porté exclusivement sur les municipalités de la région de Dakar, zone la plus touchée par la pandémie du COVID-19 (ibid.). La forte concentration démographique, des activités et des services caractérise l'agglomération dakaroise. Salem (1986) a montré les relations entre les caractéristiques de l'environnement urbain et les problèmes de santé publique à Dakar notamment sa banlieue, Pikine. La densité et la promiscuité urbaines y accentuent les risques sanitaires amplifiés par le faible niveau de l'aménagement urbain. L'absence ou la faible couverture spatiale du réseau d'assainissement constitue un facteur d'insalubrité de l'environnement urbain qui favorise le développement de certaines maladies (Sy, 2006).

La méthodologie adoptée se résume à l'observation de terrain, la revue documentaire et la collecte des données qualitatives auprès de sept communes urbaines.

2. La méthodologie de recherche : une démarche classique

La démarche méthodologique de cette étude s'est appuyée sur trois étapes consécutives : l'observation de terrain, la revue documentaire et la collecte de données qualitatives.

2.1 L'observation de terrain et le choix raisonné de la zone d'étude

Au départ, la géographie s'effectuait en deux étapes. D'abord l'observation directe du terrain puis la transcription des résultats de cette observation sous la forme d'une construction géométrique : la carte, laquelle permet de porter sur l'espace un regard global qui dépasse la perception localisée du voyageur (Rialland, 2017).

L'agglomération dakaroise est formée de quatre villes : Dakar, Pikine, Guédiawaye et Rufisque. Avec le dernier découpage administratif et territorial de 2013 elle compte 43 communes réparties comme suit : Dakar (19), Pikine (16), Guédiawaye (5) et Rufisque (3).

Sept communes ont été choisies dans les zones péricentrales (Biscuiterie, Parcelles Assainies, Grand Yoff et Yoff) et périphériques (Guinaw Rail, Keur Massar et Rufisque Ouest) de l'agglomération dakaroise (carte n° 1) pour constituer notre zone d'étude. Ces communes présentent des profils différents selon le poids démographique, le profil de population et le type d'habitat. Elles reflètent la diversité de l'habitat, du tissu urbain et du peuplement de l'agglomération dakaroise.

Carte 1 : Localisation de la zone d'étude

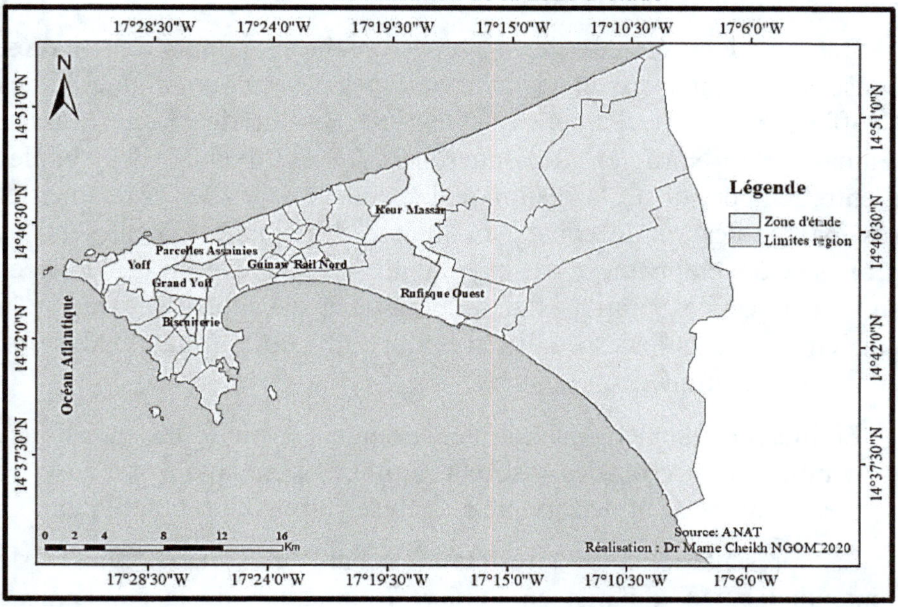

Biscuiterie, Parcelles Assainies et Grand Yoff sont des zones d'habitat populaire de la ville de Dakar qui se caractérisent une forte densité démographique et du bâti. Yoff est constitué d'une mosaïque d'habitat traditionnel villageois et des quartiers d'un standing moyen et aisé. Guinaw Rail est une commune de la banlieue dakaroise où prédomine un habitat irrégulier dense soumis à des risques récurrents d'inondation. Keur Massar, commune la plus peuplée de l'agglomération dakaroise, polarise les nouvelles zones d'extension situées au nord de Dakar. L'habitat planifié de type cité centré sur la maison individuelle domine à Rufisque Ouest.

Tableau 1 : Données socio-spatiales des communes

Villes	Communes	Population	Superficie km^2	Densité 2013 (hbts/km^2)
Dakar	Biscuiterie	65 034	1,2	54 195
	Grand Yoff	200 438	6,2	32 329
	Parcelles Assainies	146 856	3,6	40 793
	Yoff	98 498	13,8	7138
Pikine	Guinaw Rail nord	28 491	0,64	44 517
	Keur Massar	343 512	20,6	16 675
Rufisque	Rufisque Ouest	58 890	4,7	12 530

Source : ANSD, RGPHAE, 2013

2.2 Les enquêtes de terrain

Des enquêtes et interviews ont été réalisées auprès des maires, conseillers municipaux et agents techniques des sept communes cibles (Yoff, Grand-Yoff, Parcelles Assainies, Biscuiterie, Keur Massar, Guinaw Rail-Nord et Rufisque-ouest). Les thèmes des guides d'entretien portent sur la gestion de la pandémie dans les communes et ses externalités sur le conseil municipal, les finances locales et les projets de développement. . L'objectif consiste à recueillir des données significatives des pratiques des communes dans le contexte de la pandémie. Les données qualitatives ont fait l'objet d'une analyse de contenu thématique.

En plus des données qualitatives, l'étude a exploité les statistiques disponibles au niveau des districts sanitaires pour avoir une base de données nous servant de support d'analyse surtout cartographique.

La présentation des résultats débute par une phase de contextualisation qui met en lumière la situation de la pandémie à l'échelle régionale et locale. Elle s'articule autour de la région de Dakar et aborde la question de la territorialisation de la COVID-19, son expansion, le rôle et la responsabilité des autorités locales et des communautés dans sa gestion.

3. La perception de la pandémie du Coronavirus dans le contexte sénégalais : l'analyse de la situation à Dakar et sa gestion entre Etat et collectivités territoriales

Depuis son émergence, la pandémie de la COVID-19 a suscité beaucoup de débats notamment son impact sanitaire, socio-économique ou écologique. Plusieurs auteurs se sont intéressés à la gestion de la COVID-19 dans le monde.

En Afrique subsaharienne, Zebaze et al. (2020) y ont analysé l'impact économique probable de la pandémie de la COVID-19. Ces auteurs évoquent le rôle essentiel des politiques publiques pour contenir l'épidémie, limiter l'impact à court terme sur les revenus et soutenir la reprise. Au Sénégal, plusieurs organismes ont publié des rapports sur l'impact de la COVID-19 dans les secteurs de la santé, du commerce, du transport, de l'agriculture de l'éducation, etc. (IPAR[43], 2020 ;

[43] Initiative Prospective Agricole et Rurale

FIMF[44], 2020). Cependant, on note la quasi-absence de réflexion sur la gestion des collectivités territoriales durant cette période de crise sanitaire. En dehors de quelques analyses d'experts sur l'impact budgétaire de la COVID 19 sur le fonctionnement des collectivités territoriales, il n'existe pas de données précises sur la gestion effective des communes notamment à Dakar, l'épicentre de la pandémie.

3.1 L'agglomération dakaroise : principal foyer de concentration des cas de COVID-19

Au Sénégal, les statistiques sur la COVID-19 ne sont pas disponibles au niveau communal. Le district sanitaire (DS) est le niveau infra territorial d'agrégation des statistiques sur la pandémie. Il correspond à l'arrondissement, niveau de déconcentration de l'administration territoriale, qui fédère plusieurs communes. La région urbaine de Dakar compte 52 communes regroupées en 12 DS : quatre pour chacune des villes de Dakar (Dakar Ouest, Nord, Sud et Centre), et de Pikine (Pikine, Mbao, Yeumbeul Sud et Keur Massar), un pour la ville de Rufisque ainsi que celle de Guédiawaye, et deux pour le périurbain de Dakar (Sangalkam et Diamniadio). Les dix premiers districts forment l'agglomération dakaroise, Pikine, Guédiawaye et Rufisque étant la banlieue. Le Sénégal a enregistré son premier cas de COVID-19 le 2 mars 2020. À la fin de ce mois, le pays compte 162 cas positifs.

L'analyse cartographique révèle le caractère éminemment urbain de cette pandémie au Sénégal. Le 24 juin 2020, le nombre de cas positifs des dix districts de l'agglomération dakaroise représente 77,5 % des atteints du COVID-19 au niveau national soit 4754 sur 6129. Trois mois plus tard, le nombre de cas à Dakar par rapport au niveau national quoiqu'en diminution (67 %), se confirme avec deux tiers des cas de COVID-19, 9943 sur un total 14 816.

[44] Fonds d'Impulsion de la Microfinance

Carte 2 : Le total des cas positifs dans la région de Dakar à la date du 24 avril 2020

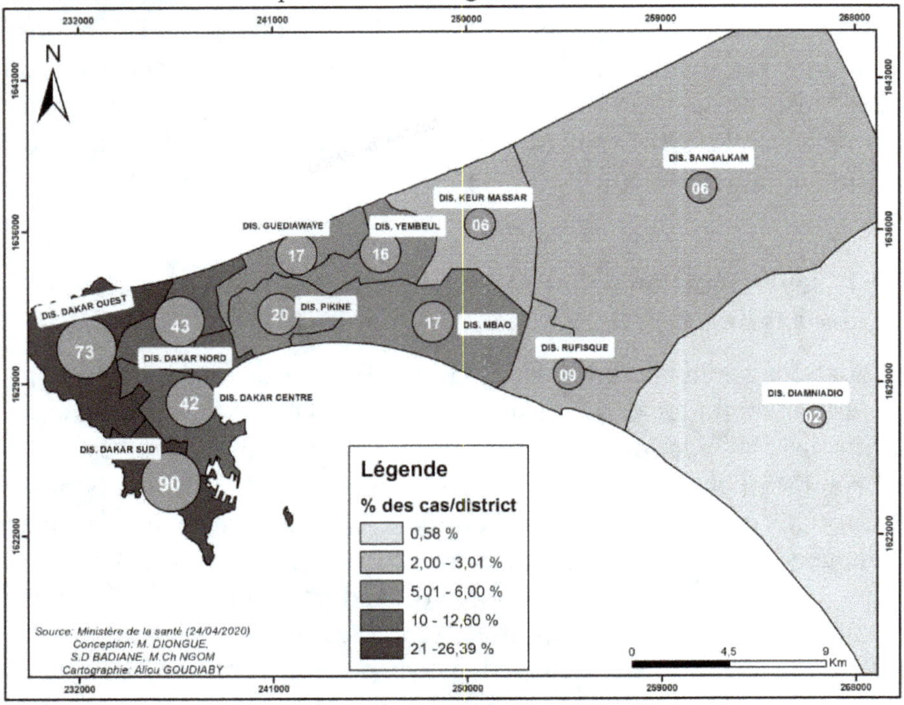

Le 24 avril 2020, les statistiques ont révélé que les douze (12) districts de l'agglomération de Dakar totalisent 324 cas positifs. Ces données fournies par le ministère de la Santé et de l'Action Sociale du Sénégal sont principalement enregistrées dans la ville de Dakar (Carte n° 2). Toutefois, nous constatons que, dans la banlieue dakaroise, la ville de Guédiawaye qui affiche l'une des plus fortes densités démographiques de la région, avec plus de 30 000 habitants au kilomètre carré (hab./km²), son district devance les autres de la banlieue en nombre de cas positifs. Les districts de Diamniadio et de Sangalkam, avec des densités inférieures à 6000 hab./km², enregistrent le moins de cas. Il apparait, à la lecture de ces données statistiques, que les zones fourmilières sont plus vulnérables du fait de leurs fortes densités et des conditions d'occupation du sol. Le cas de la commune de Guédiawaye en est une parfaite illustration même si nous l'avons isolé dans la prospection de terrain. La stratégie était, entre autres, d'éviter aussi les zones endémiques pour minimiser la possibilité de se faire contaminer par le virus.

Carte 3 : Le total des cas positifs dans la région de Dakar à la date du 24 juin 2020

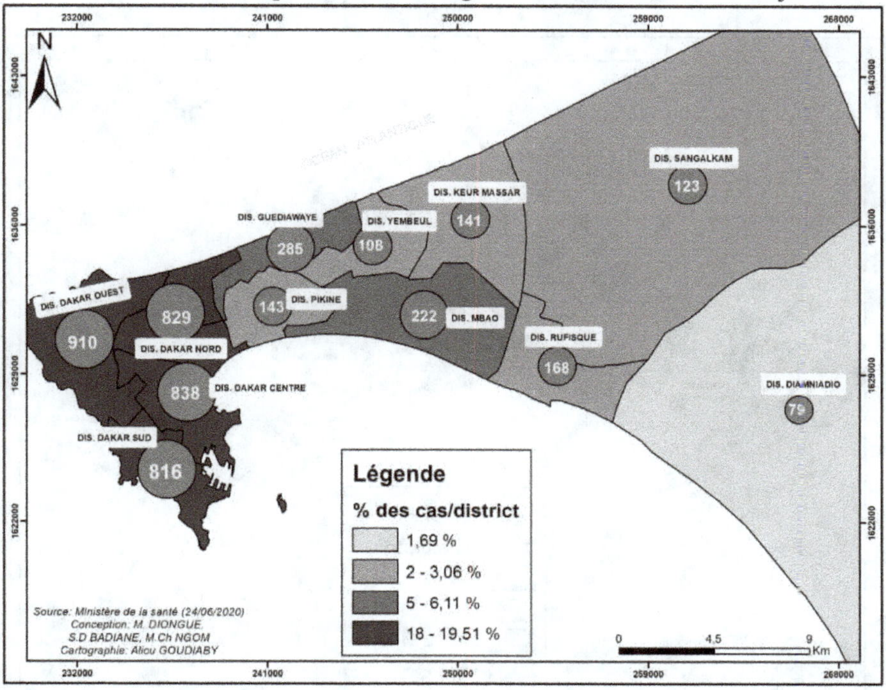

Le cumul des cas positifs par district sanitaire dans la région de Dakar est utilisé comme base de données pour la cartographie qui renseigne sur la répartition des cas positifs et leur évolution. Cependant, nous avons observé la situation à travers des indicateurs dont la densité démographique pour faire l'analyse. En effet, le poids de la ville de Dakar qui concentre l'essentiel des cas positifs par rapport aux districts de la banlieue et du périurbain dakarois ressort dans la cartographie diachronique ainsi que la corrélation entre le nombre de cas positifs et la densité démographique.

Ainsi, nous constatons que les cas positifs sont plus concentrés dans le centre-ville que vers la périphérie de l'agglomération. À Dakar centre, les données sont supérieures à 500 par district alors qu'elles sont inférieures à 300 dans la banlieue et la zone périurbaine. Qu'en est-il de ce cumul à Dakar à la date du 24 septembre 2020 ?

Carte 4 : Le total des cas positifs dans la région de Dakar à la date du 24 septembre 2020

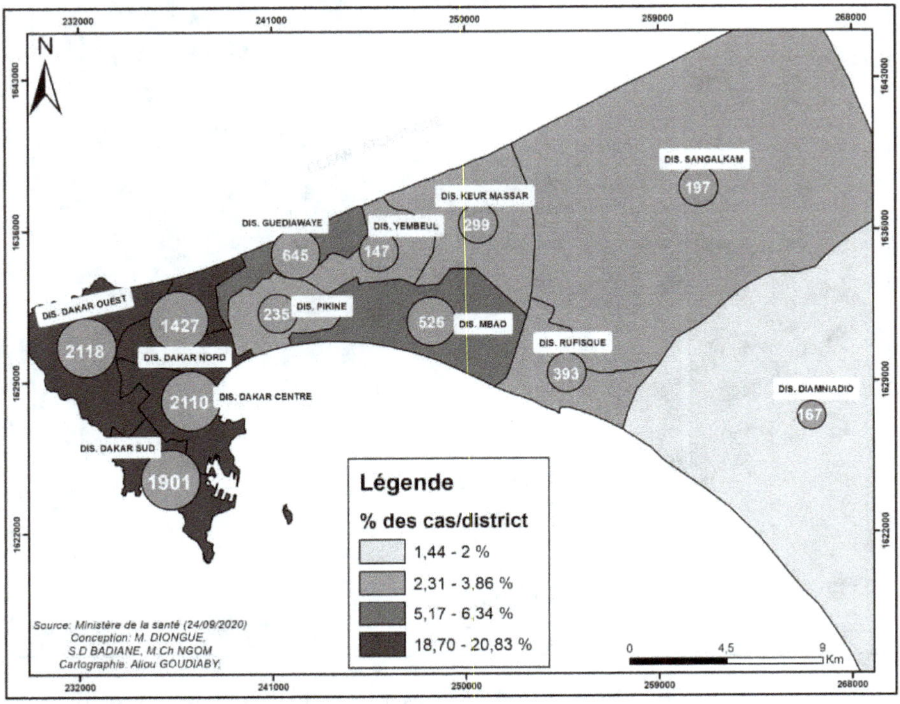

En somme, nous pouvons retenir que la gestion de la pandémie est centrée sur les districts sanitaires au niveau local, précisément au centre. Mais les cas positifs diminuent au fur et à mesure que nous nous dirigeons vers la périphérie de Dakar. Pour lutter contre cette expansion de la maladie et trouver des alternatives par rapport à son adaptation, l'État du Sénégal a mis en place un dispositif de prévention basé sur différentes mesures qui ont évolué dans le temps.

3.2 Une gestion centralisée entre adaptation au contexte et responsabilisation des communautés

Une gestion centralisée de la lutte contre la COVID-19 est l'option privilégiée par la plupart des États africains. C'est le cas de l'État du Sénégal qui, après le vote par l'Assemblée nationale d'une loi d'habilitation instaurant une gouvernance par ordonnance en faveur du Président de la République, adopte plusieurs mesures, à partir de mars 2020, pour faire face à la pandémie et à ses effets. Ces mesures peuvent être classées en trois types : régaliens, socio-économiques et sanitaires.

Le premier type concerne l'état d'urgence, la fermeture des établissements d'enseignement (préscolaires, primaires, secondaires et supérieurs) et des frontières, la suspension des vols internationaux, la restriction des déplacements entre les régions, l'interdiction des rassemblements à caractère social, religieux, sportif, culturel, récréatif, l'instauration du couvre-feu nocturne (22 h à 6 h), le port obligatoire du masque (surtout dans les zones à risque), et la réduction du nombre de places dans les transports publics.

Le second type porte sur l'accompagnement des ménages et des entreprises à travers un programme de résilience économique et sociale d'une enveloppe de 1000 milliards de Francs CFA. Les aides en faveur des ménages portent sur la distribution de denrées alimentaires (riz, savon, huile, pâtes) et la prise en charge de factures d'eau et d'électricité. Pour rendre les entreprises plus résilientes aux effets de la COVID-19, l'État leur a octroyé plusieurs avantages parmi lesquels le remboursement de crédit TVA, la subvention sur les retenues d'impôts et taxes, le report des déclarations et du paiement des impôts et taxes, la suspension de recouvrement de dettes.

Enfin, les mesures sanitaires commencent par un volet institutionnel consistant à activer le dispositif existant constitué d'une cellule de veille, d'un comité national de gestion des épidémies, du centre des opérations d'urgence sanitaire, du groupe de coordination opérationnelle et de comités régionaux de gestion des épidémies (Diouf et al., 2020). Ce volet comprend également la mise en place, par le Président de la République, d'un comité de suivi COVID-19 piloté par un général des Forces armées[45]. Le volet planification a été également évoqué le 14 mars 2020, lors du conseil présidentiel axé sur la riposte. Il s'agit de l'élaboration, le 19 mars 2020, d'un plan de contingence de lutte contre la pandémie COVID-9 d'un coût de 65 milliards de F.CFA pour une durée initiale de six mois. Un plan national de préparation et de riposte face à la pandémie COVID-19 prendra le relais. Le volet sanitaire concerne « la mise sur pied de 35 centres de traitement, dont 26 hospitaliers et 9 extrahospitaliers » (Diouf et al, 2020). La région de Dakar en abrite 13. Le choix des laboratoires de test PCR comme l'Institut Pasteur complète ce dispositif sanitaire qui comprend également des centres de confinement composés de 353 hôtels et autres réceptifs. Tous les cas de contacts ont été confinés dans ces centres, et ce, jusqu'au 15 mai 2020.

[45] Ce comité est constitué de députés, de syndicalistes, de membres de la société civile, de représentants du gouvernement et de l'association des élus locaux.

En effet, la stratégie de gestion de la pandémie de l'État s'adapte aux contextes sanitaire, socio-économique et religieux (Diouf et al., 2020). Lorsque le nombre de cas contact commence à dépasser les capacités des centres de confinement, la stratégie d'acheminement vers les centres sera remplacée par l'autoconfinement à domicile à partir de la deuxième quinzaine de mai 2020. La réouverture des lieux de culte est prononcée en mai lorsque dans certains foyers religieux du pays commencent à autoriser les prières du vendredi dans les grandes mosquées. L'État allège le couvre-feu et l'état d'urgence (4 juin 2020) pour finalement lever ces mesures deux semaines plus tard (20 juin) face à une situation économique de plus en plus difficile et à une pression sociale grandissante. Les transports interrégionaux reprennent en juin. Les frontières aériennes s'ouvrent à partir du 15 juillet 2020. Cette stratégie de gestion adaptative de l'État évolue vers une responsabilisation plus accrue des communautés dans la gestion de la COVID-19. Cette gestion adaptative repositionne-t-elle les collectivités territoriales dans la lutte ?

3.3 Les autorités locales : des acteurs clés dans la gestion de la crise de la pandémie ?

Les domaines de compétences des collectivités territoriales font d'elles des acteurs clés face à des crises d'ordre sanitaire ou autres. Au Sénégal, elles sont compétentes, entre autres, dans la construction, la gestion, l'équipement et l'entretien des équipements sanitaires, d'éducation, la création et la gestion des équipements marchands, la fourniture de services sociaux de base, la planification et la gestion urbaine. De plus, la commune peut se doter d'une police municipale qui assure l'ordre, la sûreté, la tranquillité, la sécurité et la salubrité publics. Elle met en œuvre des mesures d'urgence en matière de sécurité, d'assistance et de distribution de secours nécessaires grâce à des actions de prévention, et d'intervention, dans des contextes d'accidents et de fléaux calamiteux comme celui de la COVID-19. Le maire a par ailleurs une fonction de police sanitaire dans sa commune. Les espaces de sociabilité et de transaction (marchés, églises, mosquées, places publiques, gares routières, etc.) devenus les lieux de diffusion de la COVID-19, relèvent pour l'essentiel de la gestion des collectivités locales.

Outre ces compétences, l'un des atouts des collectivités territoriales réside dans leur proximité avec les populations. Elles ont, en principe, plus de marge de manœuvre à adapter leurs actions et leurs interventions au contexte local grâce à une communication plus facile avec les acteurs locaux pour une meilleure compréhension des attentes, des besoins et des mesures requises. Elles ont également une capacité de mise en relation des acteurs et des initiatives communautaires, qui s'avèrent décisives dans l'élaboration de réponses adaptées aux territoires.

De nombreuses organisations multilatérales, régionales et internationales soulignent l'importance des réponses décentralisées pour faire face à la COVID-19. La Commission Économique de l'Afrique (CEA) soutient que « les autorités locales sont des intervenants de première ligne face à ces chocs et crises » (CEA, 2020). Les six réponses[46] clés préconisées par ONU-Habitat (2020), avec le soutien de l'Union africaine, du système des Nations Unies et des communautés économiques régionales (CER), pour des interventions à court, moyen et long terme menées par les gouvernements nationaux et locaux, encouragent ce type de réponse parmi d'autres.

Si les collectivités locales ont une légitimité politique, institutionnelle et territoriale dans la prise de mesures pour faire face à la pandémie et à ses effets, dans la pratique, elles « se sont vu attribuer des responsabilités limitées (…) et pourraient continuer à jouer un rôle marginal pendant le redressement et la reconstruction socio-économique post-pandémique (ONU Habitat, 2020). Au Sénégal, elles sont exclues de la chaine étatique de distribution des denrées alimentaires ainsi que dans l'aide aux entreprises au profit des services déconcentrés. L'État a-t-il réellement exploité leurs atouts dans la lutte contre cette pandémie ? Se pose également la question de leurs capacités à faire aux défis locaux liés à la COVID-19 d'autant plus qu'elles sont fortement impactées.

Selon ONU Habitat (2020), la perte de ressources financières des collectivités locales africaines peut atteindre les deux tiers (2/3) de leurs revenus dans la situation actuelle. Déjà, elles sont très peu dotées en

---

[46] 1. L'application de stratégies de communication locale et d'engagement communautaire 2. Le soutient des PME et de l'économie informelle 3. L'approfondir les ripostes décentralisées à la COVID-19 en renforçant les capacités des gouvernements locaux 4. Cibler les établissements informels grâce à des mesures contextualisées fondées sur des données 5. Mettre en place des mécanismes pour promouvoir un accès rapide au logement et prévenir les expulsions forcées 6. Intégrer la planification et la gestion urbaines comme priorités clés pour les stratégies de redressement et de reconstruction en vue d'une résilience à long terme.

ressources qu'elles prélevaient essentiellement auprès des acteurs de l'économie informelle. Cette baisse de leurs sources due à la COVID-19 aura des effets négatifs sur leurs capacités déjà limitées à faire face aux effets de la pandémie. Par ailleurs, le coût de la prise en charge de la COVID-19, et la politique de relance de l'État risquent d'avoir des effets négatifs sur les dotations aux collectivités locales (CEA, 2020). Les municipalités sont-elles fragilisées par la pandémie ? D'où l'intérêt de s'interroger sur le fonctionnement des municipalités de Dakar dans ce contexte de pandémie ainsi que leurs réponses.

4. Analyse des externalités de la pandémie sur les municipalités de Dakar : quelle épreuve !

Le Coronavirus s'est propagé de manière expéditive dans toutes les localités du Sénégal et a profondément affecté le fonctionnement des institutions publiques, en particulier les collectivités territoriales. Au niveau de l'agglomération dakaroise, découpée en 4 villes et 43 communes, la pandémie s'est répandue dans tout le territoire régional avec des niveaux plus ou moins variables selon les nombres de cas déclarés positifs à la COVID-19.

4.1. La gestion de la COVID-19 par les municipalités cibles de l'agglomération dakaroise

Tout débute par un état des lieux qui permet de connaître la maîtrise des données de la pandémie par les collectivités territoriales. Sur l'ensemble des communes enquêtées, beaucoup ne connaissent pas leur nombre de cas positifs en fin août 2020. Les enquêtes sont arrêtées à cette date précise malgré le fait que la pandémie ne soit pas encore éradiquée au Sénégal. À Grand Yoff, par exemple, le Maire attend la validation des données par le conseil municipal avant de les rendre publiques. Faut-il s'interroger sur les dispositions de la loi par rapport aux prérogatives des organes délibérants sur cette question ? Ne serait-ce pas une stratégie pour esquiver cette question par mesure de prudence ? En tout état de cause, la réponse est muette, car les données ne sont pas disponibles au niveau de l'institution. C'est le même son de cloche à Guinaw-rail-nord où le Maire dégage toutes ses responsabilités par rapport à la divulgation de ces données. Selon lui, seul l'Infirmier chef de poste est habilité à le faire. Celui-ci se dit attendre l'avis de ses supérieures hiérarchiques pour se prononcer sur ces questions relatives à la pandémie. Le même cas est constaté à Yoff. Mises à part ces trois communes, les nombres de cas sont répartis comme suit : Parcelles

Assainies (382), Biscuiterie (944), Keur Massar (221) et Rufisque Ouest (83).

Tableau 3 : La répartition des nombres de cas positif de la COVID-19 par commune

Département	**Commune**	**Population**	**Nombre de cas**	**Fréquence**
Dakar	Parcelles assainies	160 000	382	0,23 %
	Biscuiterie	56 932	944	1,65 %
	Grand-yoff	185 503	Non disponible	-
	Yoff	101 000	Non disponible	-
Pikine	Guinaw-rail-nord	30 142	Non disponible	-
	Keur Massar	201 653	221	0,10 %
Rufisque	Rufisque ouest	56 896	83	

Sources : Ngom, Diongue et Badiane, 2020

Les collectivités locales ne disposent pas toutes de banques de données pour le suivi de l'évolution de la pandémie du Coronavirus. Tout est centralisé au niveau de l'État, particulièrement au ministère de la Santé, où toutes les données à l'échelle nationale sont traitées avant d'être publiées. Cela confirme que la santé est une compétence transférée aux collectivités locales mais le domaine relève de la gestion de l'État. La mise en place d'un comité de veille et de suivi, comme il en existe dans la commune des Parcelles Assainies, est une initiative qui peut aider la commune à connaître ses nombres de cas, à cartographier les données et surtout à identifier les quartiers les plus touchés.

Par rapport au mode de transmission, nous constatons que 50 % sont issus de la transmission communautaire, 45 % de cas importés et le reste (5 %) est constitué de cas contact. La commune des Parcelles Assainies a accueilli deux parmi les 4 premiers cas importés du Sénégal, d'où les dispositions prises par cette municipalité pour lutter contre la propagation de la pandémie. Les autres communes restantes ont affirmé que les différents modes de transmissions se résument autour de ces trois cité tantôt (contact, communautaire et importé) même si elles ne détiennent pas des statistiques fiables qui prouvent ces assertions.

Malgré l'absence des données fiables sur l'épidémie, les autorités municipales parviennent à identifier les quartiers les plus touchés par la maladie. Les stigmatisations induites par la maladie ont rendu la tâche difficile aux autorités qui par crainte contamination ne vont pas dans ces quartiers cibles pour être au chevet des familles exposées à la COVID-19. Aucune des collectivités locales n'a eu l'initiative de créer des campements locaux pour y abriter leurs cas. Tout au contraire, les élus locaux font un suivi régulier allant jusqu'à appeler le numéro vert pour s'assurer que les cas de leurs communes ont été transmis vers les services hospitaliers.

Photo 1 : Prise lors du transfert d'une famille atteinte de Coronavirus vers l'hôpital Fann

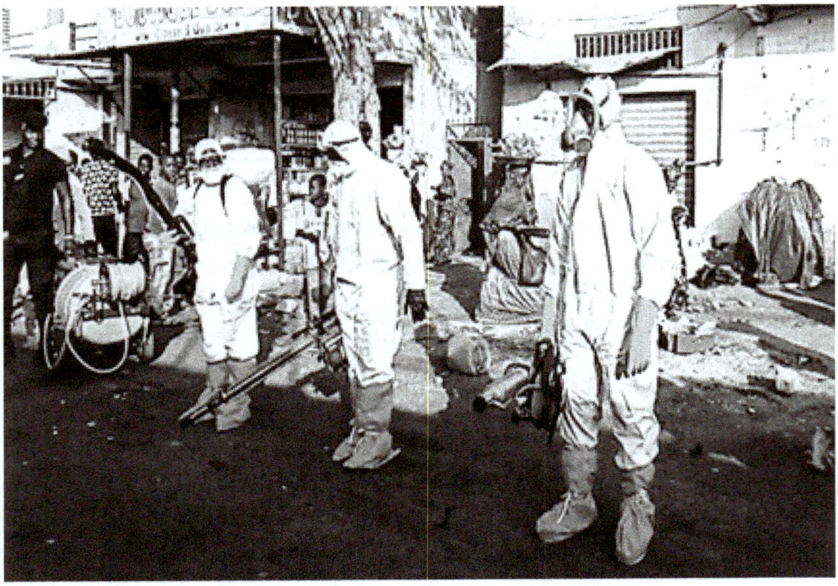

Source : La commune de Guinaw-rail-nord, 2020

En effet les causes de l'expansion de la pandémie sont diverses et multiformes : 90 % des élus soutiennent que le non-respect des mesures barrières en constitue la principale cause, 10 % pensent que l'expansion est due aux mouvements pendulaires de la banlieue au centre-ville. En effet, lors de nos interviews avec les Maires, il est ressorti que les populations ne croient pas réellement à la maladie. « Nous avons beau sensibiliser mais les populations refusent de porter les masques et d'autres ne respectent pas les mesures barrières sous prétexte que la maladie n'est qu'un leurre. Ces comportements irresponsables favorisent l'expansion de la maladie dans les foyers peuplés de la banlieue malgré nos efforts pour limiter la progression de l'épidémie dans notre commune[47].»

Concernant les stratégies développées par les communes cibles pour freiner l'expansion de la pandémie, les résultats du dépouillement ont révélé que tous les Maires ont mis l'accent sur le respect des mesures barrières. Il s'agit selon eux, de mettre à l'entrée de la commune des lave-mains, de mettre à la disposition des populations des gels antiseptiques, d'exiger le port du masque avant d'entrer dans la commune et de respecter la distanciation sociale.

De manière isolée, nous avons constaté que les Maires ont initié des stratégies particulières dont celle du maire des Parcelles-Assainies qui a élaboré un plan de riposte contre la COVID-19 et a pris un arrêté pour le respect des mesures barrières, la fermeture des équipements marchands, la mise en place d'un comité de veille et de suivi. Il a procédé à la désinfection des édicules publics, des lieux de culte et des équipements marchands. Dans la commune de Biscuiterie, l'accent est mis sur les « *daaras* » (écoles coraniques) pour aider les talibés à rester chez eux et à ne plus fréquenter la rue. Des dons en nourriture et matériel ont été remis aux « *daaras* » en plus des masques et autres accessoires. À Keur-Massar, le Maire a dépensé la somme de 165 millions de francs CFA pour l'acquisition de médicaments, de détergents, de denrées et de subventions pour appuyer les structures sanitaires, les lieux publics et les populations.

A propos du soutien de l'État dans le cadre de la lutte contre la pandémie, seules les communes de Biscuiterie et Grand Yoff avouent en avoir reçu. Les autres félicitent les partenaires qui les ont aidés à faire face à cette dure épreuve. Dans 70 % des communes cibles, les populations ont travaillé en synergie avec leur municipalité pour sensibiliser les populations et participer aux opérations de désinfection des lieux, des équipements et des édicules publics. Les partenaires ont été plus présents que l'État dans le cadre de la lutte contre la pandémie à côté des communes. Maintenant, la question est de savoir qu'en est-il des externalités engendrées par la COVID-19 sur le fonctionnement du conseil municipal et de l'administration locale ?

[47] Extrait de l'entretien avec un Maire des communes cibles en fin août 2020.

4.2 Des externalités négatives de la pandémie de la COVID-19 sur le fonctionnement des organes délibérants (les conseils) et de l'administration municipale

À cause de l'état d'urgence et du confinement, 90 % des communes n'ont pu tenir leurs réunions de Conseil municipal ordinaire ou extraordinaire. Les raisons évoquées par les élus locaux sont ; le respect des mesures barrières, la distanciation sociale et l'interdiction de se regrouper. Néanmoins, certaines communes ont essayé de convoquer le Conseil mais il se posait toujours un problème de quorum. Il faut préciser que l'absence du Conseil bloque systématiquement le fonctionnement de la commune, car le Maire sollicite toujours l'avis ou l'autorisation du Conseil pour exécuter ses pouvoirs. « Heureusement que l'état d'urgence et le confinement sont décrétés au moment où toutes les communes ont déjà voté leurs budgets primitifs ; sinon ce serait la catastrophe » extrait de l'entretien avec le Maire de Grand Yoff en fin mars 2020.

L'administration locale a aussi subi les aléas engendrés par la pandémie. Les horaires de service ont été adaptés à la situation imposée par l'état d'urgence et le personnel réduit pour éviter les risques de contamination et pour assurer le service minimum. Dans toutes les communes, seul le service de l'état civil était fonctionnel, sans interruption durant les jours ouvrables. Par contre, dans les autres services comme ceux des Recettes et Fiscalités (RF) ou de l'Occupation de la Voie Publique (OVP), les agents étaient quasi absents parce que n'ayant plus de travail de recouvrement à faire. Néanmoins, le Secrétaire municipal, le Coordonnateur de tous les services de l'administration municipale, était omniprésent pour assurer la continuité du service.

Le bureau municipal, composé du Maire et de ses adjoints, était plus ou moins fonctionnels au niveau de certaines communes. Faut-il rappeler que le conseil ne peut se réunir sans au préalable l'avis du bureau municipal qui dégage les orientations et ordonne le Maire à convoquer. L'usage des réseaux sociaux comme « WhatsApp » s'est introduit dans la tenue des bureaux municipaux à défaut du télétravail dont l'application posait d'énormes difficultés. *« Nous ne maîtrisons pas le télétravail et les conseillers n'ont ni le niveau ni les ressources nécessaires pour le faire* » selon l'avis d'un Maire. Malheureusement, le travail à distance n'a pas été appliqué dans les communes malgré la réduction du personnel pour assurer le service minimum.

Le fonctionnement des collectivités territoriales, au Sénégal, est bien réglementé par des textes juridiques contenus dans un code. On y retrouve deux pouvoirs : celui des élus locaux (le conseil) et celui exercé par les agents municipaux (l'administration). Le Maire est le Président de toutes les commissions du conseil municipal et en même temps, chef de tous les services municipaux.

Donc, une commune ne peut fonctionner sans le Conseil municipal dont la principale mission est de délibérer sur toutes les questions ayant trait à la vie de la collectivité territoriale. C'est le Conseil qui autorise et ordonne le Maire à prendre des arrêtés et à exécuter le budget après le vote par les conseillers et l'approbation par le représentant de l'État (Préfet ou Sous-préfet). Alors, les résultats de nos enquêtes ont montré que les conditions n'étaient pas réunies pour la tenue régulière des conseils. En l'absence de session ordinaire ou extraordinaire de l'organe délibérant, aucune modification ne peut être apportée aux budgets primitifs et aucune action ne peut être entreprise pas le Maire en cas d'urgence. La COVID-19 a frappé fort dans les communes à travers les mesures prises par l'État pour lutter contre la propagation de la maladie. Malgré tout, le pouvoir central exécutait son plan de riposte sans au préalable y associer les communes ou tout au moins dégager des mesures d'accompagnement pour leur permettre de faire face à la situation. Toute l'administration municipale était paralysée du fait de l'application des mesures barrières. Les citoyens se rendaient de moins en moins dans les mairies et les services étaient réduits en personnel pour éviter les regroupements dans les bureaux et assurer le minimum de services.

Malgré l'appui constant des partenaires au développement dans le cadre de l'exécution des plans de riposte au niveau local, les communes ont eu de la peine à fonctionner correctement. Certes, le recours aux réseaux sociaux, notamment WhatsApp, a permis à certaines communes de travailler à distance. Le faible niveau d'instruction des conseillers et de certains agents de l'administration ainsi que l'absence de ressources (ordinateurs et ADSL) ont rendu le télétravail quasi impossible.

Les finances locales et les projets de développement n'ont pas échappé aux impacts causés par la COVID-19 dans les communes du Sénégal.

4.3 Les impacts de la COVID-19 sur la gestion des finances locales et sur l'exécution des projets et programmes de développement au niveau des communes cibles

En vérité, la COVID-19 a compromis le recouvrement des recettes et des fiscalités locales. Seuls 45 % des communes affirment pouvoir recouvrer 50 % de leur prévision budgétaire. Les autres considèrent que cela n'est pas possible à cause de la fermeture des marchés urbains et de l'état d'urgence. Le manque à gagner est difficilement estimable même si les communes de Guinaw-rail-nord et Rufisque-ouest les estiment à 100 millions de francs CFA. Ces montants sont exagérés, car les élus pensent à d'éventuelles indemnisations de la part de l'État.

Certaines ressources comme la taxe sur l'état civil et les impôts sont recouvrables durant cette période de pandémie. Mais les véritables difficultés de recouvrement se situent au niveau de la mobilisation des recettes tirées des produits domaniaux (les marchés urbains), la taxe sur les droits de place (le fameux *diouty* en wolof) et la taxe sur l'occupation de la voie publique.

Par rapport à l'exécution des dépenses obligatoires (salaires, santé et éducation), les communes ne pouvaient miser que sur les fonds de dotation et de concours de l'État. Malgré tout, certaines communes n'arrivaient pas à payer régulièrement les salaires du fait de la faiblesse des recettes recouvrées. La réduction des dépenses est improvisée dans la commune de Guinaw-rail-nord tandis qu'à Grand Yoff, le Maire avait pris l'initiative de payer en premier lieu les salaires des agents permanents et en deuxième lieu, il se débrouille pour payer les salaires des contractuels.

Comme alternatives, les élus locaux ont décidé de booster le recouvrement des recettes fiscales après le « déconfinement » et organier des opérations « coup de poing » pour contraindre les contribuables à s'acquitter du paiement des sommes dues. À Keur Massar, le Maire a créé un fonds de force COVID-19 pour faire face aux contraintes engendrées par la pandémie et surtout trouver des moyens extrabudgétaires pour assurer l'exécution des dépenses urgentes.

La pandémie a fortement impacté sur les projets et programmes en cours dans les communes. Le Programme d'Appui aux Commune et aux Agglomération du Sénégal (PACASEN) accompagne les collectivités territoriales de la région de Dakar à réaliser leurs projets prioritaires inscrits dans les Plan Triennaux d'Investissement (PTI) de 2018. Aux Parcelles Assainies, les projets en cours sont le pavage de l'emprise des voies, l'éclairage public, l'aménagement des espaces verts, la réhabilitation des structures sanitaires, la construction d'un terrain de basket et d'un centre de formation professionnelle ainsi que la prise en charge médicale des populations. Les communes de Keur Massar et Guinawa-Rail-Nord ont respectivement l'appui de l'APIX (Agence pour la Promotion des grands travaux) et du Programme d'Urgence de Développement Communautaire (PUDC), en dehors du PACASEN.

À cause de la pandémie beaucoup de projets sont à l'arrêt. Cet arrêt des travaux a eu des conséquences énormes sont les contrats de passation des marchés publics. La livraison correcte des chantiers, les perturbations du plan d'exécution des travaux, le non-respect des délais de réception des travaux et le retard des décaissements ont engendré des conflits entre les maîtres d'ouvrages et les prestataires de service. Tous ces contentieux sont imputés aux externalités induites par la pandémie du Coronavirus dans la vie des communes. La coopération décentralisée a aussi souffert de la fermeture des frontières imposée par les États.

5. Conclusion

La pandémie du Coronavirus a affecté les collectivités territoriales aussi bien dans leur fonctionnement que dans le recouvrement des recettes et dans l'exécution des programmes et projets de développement local. Elles ont néanmoins déployé des actions en fonction de leurs moyens pour apporter une assistance aux populations, sensibiliser sur les mesures barrières, mettre en place des dispositifs de lavage des mains, et veiller à ce que les équipements surtout marchands ne soient pas des clusters en réglementant les heures d'ouverture et de fermeture. Elles n'ont fait que suivre l'action et les recommandations de l'État central qui a pourtant fait preuve d'une faible ouverture en faveur des collectivités territoriales dans la mise en œuvre de son plan de riposte. Les actions de l'État et des collectivités territoriales ne sont pas pensées dans une dynamique de coopération, de complémentarité, de mutualisation des moyens et des ressources pour un meilleur impact sur les territoires et la pandémie.

La pandémie du COVID-19 soulève la question de l'offre de service que les collectivités territoriales sont censées développer pour mieux faire face à ce type de risque. Cette question appelle, entre autres, trois axes de réflexion.

Il s'agit d'abord de la maîtrise de l'information et de l'espace des territoires communaux. La constitution d'une basée de données territoriales fiable et actuelle permet non seulement une cartographie dynamique et diversifiée, mais surtout la promotion de la société de l'information pour améliorer la qualité de la communication avec les administrés et précéder à la dématérialisation des services pour inscrire le territoire dans le numérique. Le Coronavirus invite à mieux repenser l'aménagement de nos espaces urbains ainsi que leurs services.

Ensuite, l'élargissement des compétences que l'État a transférées aux collectivités territoriales, devrait tendre vers une amélioration de l'accès aux soins, la lutte contre la promiscuité dans les foyers et le renforcement de l'équipement des structures sanitaires. L'élaboration de plans de résistance et de riposte aux pandémies en procédant régulièrement à des opérations de simulation offre la possibilité d'évaluer le niveau de résilience du territoire grâce à une collaboration avec l'État dans le cadre de sa politique de prévoyance des pandémies. La prise en charge d'éventuelles pandémies passe-t-elle par la création de nouvelles lignes budgétaires et/ou d'un fonds spécial ?

Enfin, la COVID-19 a souligné l'impérieuse nécessité d'améliorer la gestion et le plateau des structures sanitaires dans les communes pour faciliter les interventions. Ce qui passe également par le recrutement du personnel de santé qualité et en nombre suffisant, et par le renforcement de leur dotation et fourniture en médicaments.

Références bibliographiques

CALVIN Djiofack Zebaze, DUDU Hasan and ZEUFACK Albert G., 2020, Évaluation de l'impact économique de la COVID-19 en Afrique subsaharienne : perspectives à partir d'un modèle d'équilibre général calculable (EGC), Revue internationale de politique de développement; DOI : https://doi.org/10.4000/poldev.3546.

Centre d'études stratégiques de l'Afrique, « Cartographie des facteurs de risque de propagation du COVID-19 en Afrique », Infographie, 13 avril 2020, https://africacenter.org/fr/.

DIOUF Ibrahima, BOUSSO Abdoulaye et SONKO Ibrahima, 2020, « Gestion de la pandémie COVID-19 au Sénégal », Elsevier, Médecine de Catastrophe - Urgences Collectives; 4(3):217–222.

IMF, 2020, Enquête sur l'impact de la pandémie sur les systèmes financiers décentralisés, 20 p, http://www.microfinance.sn/app/uploads/2020/05/Rapport-FIMF-COVID-19.pdf.

IPAR, 2020, Troisième débat d'experts paysans sur les impacts du COVID-19. Impacts de la COVID-19 sur l'Élevage, 10 p.

JUIN-RIALLAND Cécile, 2003, Initiation à la Géographie : devenir géographe, Collection Guides, Edition Vuibert, 119 pages.

MBOW Moustapha, LELL Bertrand, Simon P. Jochems, CISSE Badara, MBOUP Souleymane, Benjamin G. Dewals, Assan Jaye, Alioune Dieye, Maria Yazdanbakhsh, 2020 « COVID-19 in Africa: Dampening the storm? The dampened course of COVID-19 in Africa might reveal innovative solutions" 7 august 2020, SCIENCE, vol 369, Issue 6504, science.sciencemag.org/content/369/6504/624/suppl/DC11 0.1126/science.abd3902.

NGOM Mame Cheikh, 2009, La recomposition territoriale et l'émergence de nouveaux acteurs dans la gouvernance municipale ; le cas de Pikine, thèse de doctorat 3ème cycle soutenu à l'UCAD.

ONU-Habitat, 2020, « La COVID-19 dans les villes africaines : Impacts, ripostes et recommandations politiques », 34 p.

POUYE Ada, 2020, « Penser la ville africaine à l'ère de la COVID-19 », seneplus, 06 août 2020.

SALEM Gérard, 1986, La santé dans la ville, Edition Karthala et ORSTOM, Paris 360 p.

UNECA-Commission Economique pour l'Afrique (CEA), 2020, « L'impact économique de COVID-19 sur les villes africaines risque d'être sévère en raison de la forte baisse de la productivité, des emplois et des revenus », Global monthly E-newletter, 17 avril 2020.

12. EFFETS DE LA DEFAILLANCE DE L'HYGIENE ET DE L'ASSAINISSEMENT SUR LA SANTE DES ECOLIERS DE LA COMMUNE D'ALLADA AU BENIN

Léocadie ODOULAMI[1], A. Grégoire BEWA[1], S. Henri TOTIN VODOUNON[2]

Laboratoire Pierre PAGNEY, Climat, Eau, Ecosystème et Développement LACEEDE/DGAT/FASHS/ [1]Université d'Abomey-Calavi (UAC), 03BP :1122 Cotonou [2]DGAT/FLASH/Université de Parakou (UP), République du Bénin (Afrique de l'Ouest); leocadieo@yahoo.com

Résumé

L'insuffisance de l'hygiène et de l'assainissement dans la commune d'Allada influence notamment la santé des écoliers. La présente recherche a analysé les effets de la précarité des pratiques d'hygiène et d'assainissement de base sur la santé des écoliers de cette commune. Pour le faire, 600 écoliers ont été sélectionnés par sondage aléatoire en grappe afin d'observer leurs pratiques d'hygiène et de mesurer surtout la prévalence des helminthiases. Les données ont été collectées par la recherche documentaire, des enquêtes par questionnaire, des observations et des analyses microbiologiques des selles prélevées chez les écoliers. Les analyses statistiques ont été réalisées à l'aide du logiciel Epi Info version 7.

Il ressort de l'analyse que des maladies liées au manque d'hygiène et d'assainissement sévissent dans la commune d'Allada et affectent la santé des écoliers. En effet, des cas d'affections gastro-intestinales se sont révélés chez 51,80 % de ces écoliers. Les parasites identifiés chez ceux-ci sont surtout des protozoaires, responsables des maladies gastro-entérites. Face à ce résultat qui suscite des inquiétudes, il s'avère important que les autorités communales et gouvernementales dotent les écoles de la commune des infrastructures sanitaires adéquates, de former les éducateurs sur les bonnes pratiques d'hygiène et d'assainissement et de mettre en place des clubs scolaires pour la promotion de l'hygiène et de l'assainissement afin d'amoindrir la vulnérabilité de la population de la commune d'Allada.

Mots clés : Bénin, commune d'Allada, hygiène, assainissement, santé des écoliers

Effects of Poor Hygiene and Sanitation on the Health of Schoolchildren in the Commune of Allada, Benin

Abstract

The inadequacy of hygiene and sanitation in the Allada commune particularly influence the health of schoolchildren. This research analyzed the effects of the precariousness of the basic hygiene and sanitation practices on the health of schoolchildren in this commune. For this research, 600 schoolchildren were selected by random cluster survey to observe their hygiene practices and especially to measure the prevalence of helminthiasis. Data were collected through documentary research, questionnaire surveys, observation and microbiological analyzes of stool collected from schoolchildren. Statistical analyzes were performed using Epi Info version 7 software.

The analysis shows that diseases linked to poor hygiene and sanitation ramp severely in the Allada commune and affect the health of schoolchildren. In fact, cases of gastrointestinal disorders were found in 51.80% of these schoolchildren. The parasites identified are mainly protozoa, responsible for gastroenteritis diseases. Faced with this result, which gives rise to concerns, it is important for the communal and government authorities to provide the commune's schools with adequate sanitary infrastructure, to train educators in good hygiene and sanitation practices and to establish school clubs for the promotion of hygiene and sanitation in order to reduce the vulnerability of the population of Allada commune.

Keywords: Benin, Allada commune, Hygiene, Sanitation, Schoolchildren's health

1. Introduction

La plupart des pays au monde est confronté à des pratiques peu conformes aux normes de l'hygiène et de l'assainissement. Ce qui représente une menace pour la santé humaine. Pour remédier à ce constat, des organismes internationaux (institutions des Nations-Unies) et nationaux cherchent à améliorer ces pratiques d'hygiène et d'assainissement pour la sécurisation de la santé publique mondiale. Le Bénin, à l'instar des autres nations, a pris des engagements qui vont se concrétiser (E.W.Vissin et al., 2012 ; T. Vigninou et al., 2012 et EAR G-EMERGENCY SARL, 2018). Mais des approches comme l'Assainissement Total Piloté par la Communauté (ATPC), la Promotion de l'Hygiène et de l'Assainissement (PHA), l'Information, l'Éducation et la Communication pour un Changement de Comportement (IEC/CC) et le Marketing de l'Assainissement sont utilisées notamment dans le septentrion où 80 % de la population pratiquent la défécation à l'air libre pour déficit de toilettes. Ce qui a amené la population à adopter les techniques de lavage des mains, de préservation de la qualité de l'eau de boisson, d'entretien du cadre de vie,… Ainsi, 1315 localités ont atteint le statut de Fin de Défécation A l'Air Libre (FDAL) et 600 localités attendent leur pré-certification (MCDIPAPHYR, 2018). Mais, tout le pays n'est pas couvert pour limiter les infections liées à la malpropreté due à la précarité des revenus des ménages qui ont de difficile accès aux structures socio-sanitaires dans certaines localités du pays (J.Yadouléton, 2015). Ce qui est la source de la vulnérabilité de certaines couches sociales en particulier celle des écoliers de la commune d'Allada (Bêwa, 2018). En effet, des pratiques douteuses de l'hygiène et de l'assainissement sont observées chez les écoliers de la commune d'Allada qui font l'objet de cette recherche. Pour le faire, les matériels et méthodes sont utilisés pour aboutir aux résultats et discussion.

Située entre 6°36' et 6°47' de latitude nord et entre 1°58' et 2°15' de longitude est, la commune d'Allada est limitée au nord par celle de Toffo, au sud par la commune de Tori-Bossito, à l'est par celle de Zè et à l'ouest par les communes de Kpomassè et de Bopa. Elle couvre 85 villages et quartiers de villes répartis dans douze (12) arrondissements (figure 1).

Carte 1 : Situation géographique de la commune d'Allada

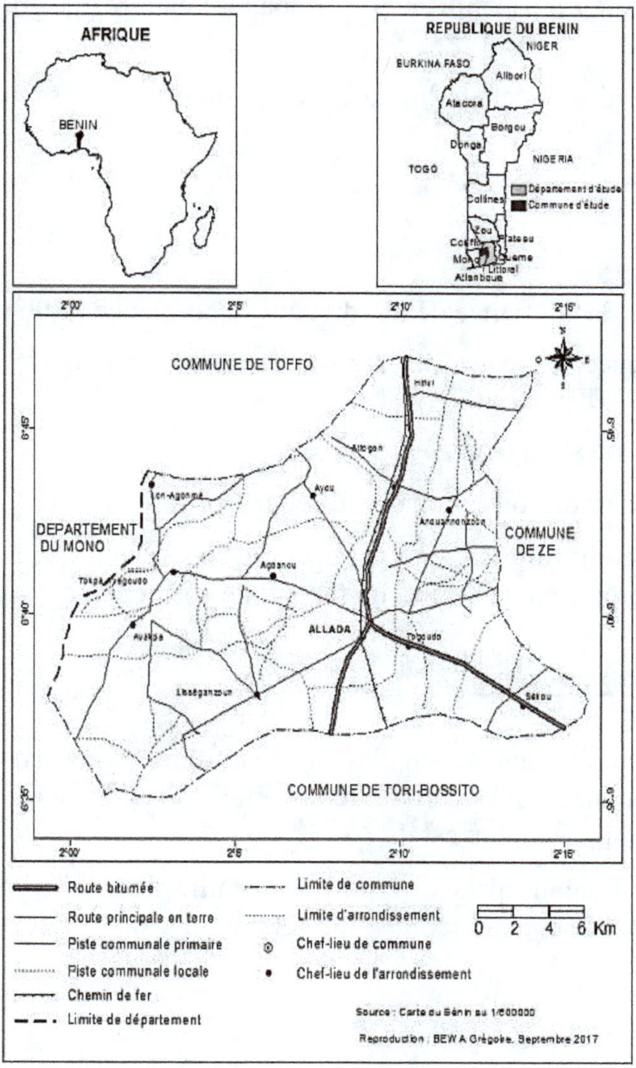

2. Matériel et méthodes

L'étude a été réalisée du 2 mars au 31 avril 2018. Elle est basée sur des enquêtes menées dans les écoles et dans les ménages et sur l'observation des pratiques d'hygiène des écoliers de 6 à 13 ans. Les critères de l'hygiène personnelle à savoir le lavage des fruits avant consommation, le lavage des mains avant les repas et la marche pieds nus ont été observés. Cette phase a été complétée par des prélèvements et des analyses des selles des écoliers au laboratoire. Cette cible a été choisie parce que les conséquences liées à une hygiène défectueuse et à un assainissement inadéquat affectent prioritairement les enfants. Un échantillonnage probabiliste par sondage aléatoire en grappes a été adopté.

La taille de cet échantillon a été déterminée en utilisant la formule de Schwartz :

$$n = \frac{(E \times E \times p(1-p)) \times FC}{e^2}$$

n = taille de l'échantillon

E = Niveau de confiance déduit du taux de confiance (1,96 pour 95 %)

P = prévalence estimative des parasitoses intestinales chez les enfants au Bénin (20 %) (EDSB, 2011-2012)

I = Précision souhaitée : 5 %

Fc = facteur de correction de l'effet grappe = 2

Il a été choisi un risque relatif égal à 1,96 soit un écart réduit égal à 1,96, une précision de 0,05 et un facteur de correction de l'effet grappe égal à 2.

$$n = \frac{(1{,}96 \times 1{,}96 \times 0{,}20(1-0{,}20)) \times 2}{0{,}05^2} = 491$$

En se conformant au nombre d'échantillon admis dans ce genre d'échantillonnage qui devrait être supérieur ou égale à 30 grappes, le choix de grappes retenu est de 30.

Il a été obtenu après division de la taille de l'échantillon par le nombre total de grappes admis, un total d'environ 16 écoliers arrondi à 20.

Ainsi, l'échantillon des écoliers de la commune comporte 30 grappes de 20 écoliers chacune. En multipliant les 20 écoliers par les 30 grappes il a été obtenu au total 600 écoliers pour l'enquête.

- Choix des écoles d'enquête

30 EPP (grappes) ont été identifiées par sondage aléatoire sur les 64 EPP[48] selon SNV[49] BENIN / DNSP[50] (2012)

- Choix des classes et des écoliers

La classe de CE2 a été identifiée dans les 30 EPP car la majorité des écoliers de cette classe est dans la tranche d'âge de 6 à 13 ans. Cette tranche d'âge est retenue comme critère de sélection des écoliers en tenant compte des statistiques de la circonscription scolaire de la commune d'Allada (SNV BENIN/DNSP, 2012) qui mentionnent que la majorité des écoliers de ces classes se retrouvent dans cette tranche d'âge.

Chaque EPP est constituée de 3 groupes pédagogiques d'une classe de CE2 chacun. Les trois classes de chaque EPP ont été alors enrôlées dans le processus d'enquêtes. Au total, 90 classes de CE2 ont été investiguées à raison de 20 écoliers de façon aléatoire par groupe. Au total, 600 écoliers de CE2 ont été sélectionnés dans la commune.

Aussi, les selles des écoliers ont été prélevées dans un tube (pot transparent et hermétiquement fermé et muni d'une petite cuillère pour le prélèvement) remis à chaque écolier la veille du prélèvement des selles. Le lendemain matin les tubes contenant les selles sont collectés et acheminés directement vers l'hôpital d'Allada pour leur analyse au laboratoire. Cette opération a été répétée 3 fois à raison de deux jours d'intervalle entre chaque prélèvement sur chaque écolier enquêté. Cette fréquence se justifie car selon Ogouyèmi-Hounto et al. (2016), un seul prélèvement ne suffit pas pour rendre compte de l'infestation parasitaire. Par la suite, un examen microscopique direct ou de parasitologie en eau physiologique et d'une technique de concentration selon la méthode de Willis ont été faits sur ces selles prélevées.

---

[48] EPP : Ecole Primaire Publique
[49] SNV : ORGANISATION NEERLANDAISE DE DEVELOPPEMENT
[50] DNSP : Direction Nationale de la Santé Publique

- Examen direct

L'examen des selles se fait à 37 °C immédiatement après leur arrivée au laboratoire afin d'éviter la fragmentation de certains parasites qui vivent naturellement dans la lumière intestinale et qui disparaissent quelques temps après leur émission. En effet, une fraction de chacune des selles est homogénéisée avec une goutte de solution de NaCl et monté entre lame porte-objet et lamelle, puis examinée au microscope au grossissement 240 ou 400× (objectif 40×, oculaire 6 ou 10×). Les selles liquides ne nécessitent pas ce conditionnement. Il faut que cette préparation soit transparente pour faciliter la lecture des caractères d'un texte imprimé courant. L'ajout du lugol à cette solution préparée met en évidence les kystes. En effet, le lugol colore les membranes, les structures cytoplasmiques et nucléaires des kystes et permet d'identifier les caractéristiques morphologiques.

- Technique de concentration de Willis

Cette technique est relativement simple et permet d'augmenter la sensibilité de la recherche de kystes ou des œufs. Elle consiste à mélanger les selles à une solution concentrée en sel de densité élevée qui favorise le flottement des œufs de parasites. Cette technique permet de collecter les œufs en surface.

Le mode opératoire consiste à placer dans un flacon « Péni » un morceau de selle ayant la taille d'une graine d'arachide à laquelle est ajoutée la solution de Willis au quart du flacon. Puis, s'ensuit un mixage du contenu avec un applicateur. Il y est rajouté à nouveau la même solution pour remplir le flacon. Ce flacon est lentement recouvert ensuite par une lamelle de façon à éviter les bulles d'air. Le dispositif est laissé au repos pendant 10 minutes ; puis la lamelle, soigneusement imprégnée d'une goutte du mélange, y est retirée avec précaution. Elle est ensuite déposée sur une lame et examiner immédiatement au microscope pour éviter que la solution ne s'assèche.

Des données et informations collectées ont été saisies et traitées dans le logiciel Epi Info version 7 et d'autres encodées dans le tableur Excel 7 et Word a été utilisée pour le support du texte. Les statistiques descriptives ont été utilisées dans l'analyse de ces données et informations traitées. Les intervalles de confiance à 95 % ont été utilisés dans l'estimation des indicateurs de l'hygiène et l'assainissement. Le test de chi carré de Pearson et le test exact de Ficher ont été utilisés dans l'association entre deux variables qualitatives au seuil de 5 %.

3. Résultats et discussion

Les résultats sont organisés en deux grands axes:

- les pratiques en hygiène des écoliers de la commune d'Allada,

- et les effets des pratiques d'hygiène et d'assainissement de base sur la santé de ces écoliers.

3.1 Hygiène des écoliers de la commune d'Allada

Plusieurs facteurs déterminent l'hygiène des écoliers dans la commune d'Allada au Bénin. Il s'agit entre autres, de l'hygiène personnelle et de l'hygiène et de l'assainissement des habitats

3.1.1 Hygiène personnelle des écoliers

Dans les écoles de la commune d'Allada, l'hygiène personnelle est différemment pratiquée par les écoliers en fonction des besoins. Pour le lavage des fruits avant de les déguster, seuls 28 % des écoliers le font contre 72 %. Le pourcentage élevé de ceux qui ne lavent pas les fruits avant de les déguster montre le déficit de l'éducation en hygiène dans les écoles. Ce qui est dangereux pour la santé de ces écoliers.

De même, le lavage des mains après l'émission des selles, ne se fait pas par tous les écoliers. Cela se pratique de façon aléatoire selon les lieux où se fait le besoin (figure 1).

Figure 1 : Lavage des mains après les selles des écoliers d'Allada

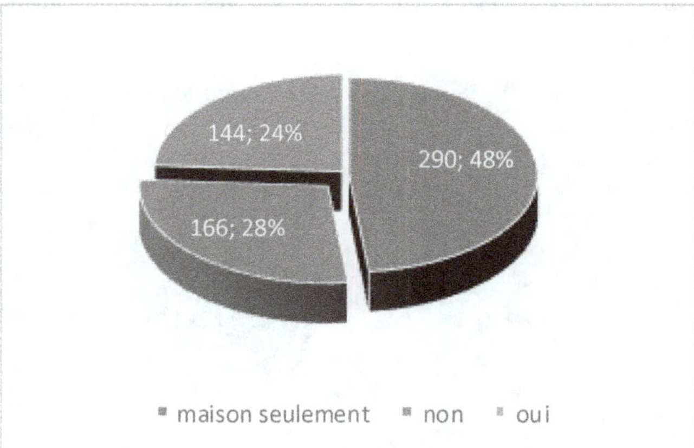

Source : Travaux de terrain, G.A. BEWA, novembre 2016

La figure 1 présente les lieux de pratique ou non de lavage des mains après les selles. Elle montre que 290 écoliers soit 48 % des écoliers pratiquent le lavage des mains après les selles à la maison contre 166 soit 28 % qui ne le font pas du tout. Seuls 144 écoliers soit 24 % le font à l'école. Le non lavage des mains des écoliers peut s'expliquer par l'insuffisance des dispositifs de lavage des mains voire de latrines dans certaines écoles et maisons de la commune d'Allada. Le nombre des écoliers qui lave leurs mains après les selles à la maison indique que ces maisons disposent de toilettes et de dispositifs de lavage des mains. En effet, 37,2 % seulement des ménages disposent de latrine (G.A. Bêwa, 2018). Ce taux dérisoire en toilettes ne facilite pas l'éducation des écoliers de la commune d'Allada en hygiène personnelle. Aussi, le taux de desserte en eau potable de la commune qui n'était que de 37,1 % (MEEM, 2017) limite également l'accès à l'eau et par ricochet le lavage des mains des écoliers. En effet, 39,59 % seulement des ménages ont un niveau économique élevé contre 14,04 % ménages à niveau économique faible (G.A. Bêwa, 2018). Cette disparité socioéconomique rend difficile aussi l'approvisionnement en savon de lavage des mains. Ce qui complique l'observation d'une hygiène convenable. Il est donc nécessaire que les écoles soient dotées de toilettes et de dispositifs de lavage des mains au savon suffisants pour la satisfaction des besoins des écoliers. Aussi, l'entretien de ces ouvrages doit se faire régulièrement pour intéresser les utilisateurs qui sont pour la plupart les écoliers. Ceci serait accompagné par l'éducation continue des écoliers.

De même, le lavage des mains avant les repas, un indicateur de l'hygiène personnelle aussi, est observé sur les écoliers de la commune d'Allada (figure 2).

Figure 2 : Lavage des mains avant le repas

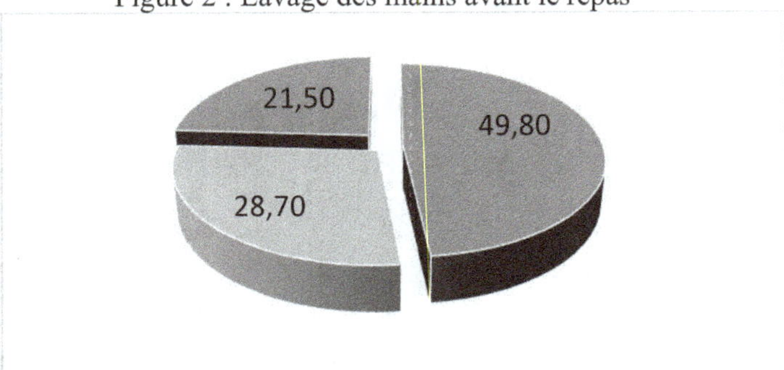

Source : Travaux de terrain, G. A. BEWA, novembre 2016

La figure 2 présente les pratiques d'hygiène personnelle des écoliers. Elle montre que ces pratiques sont diversifiées selon les lieux.

Seulement, 21,50 % lavent les mains et disposent d'un dispositif de lavage des mains chez eux. Ce qui facilite leur éducation en techniques d'hygiène et d'assainissement. Ceux qui le font à l'école uniquement sont de 28,70 %. Ils peuvent être considérés comme conformistes à l'éducation de l'hygiène personnelle reçue à l'école. Mais, la plus importante, soit 49,80 %, semble ne pas être éduquée à l'hygiène personnelle. Il faudrait que l'approche IEC (Information, Éducation et communication) soit suffisamment utilisée pour modifier ces comportements dangereux à leur santé.

En effet, le lavage des mains diminue le nombre de décès occasionnés par des maladies infectieuses chez les enfants (Vigninou et al., 2012). Schmidt et al. (2009), dans l'étude des déterminants des pratiques de lavage des mains, ont fait remarquer que, sur un effectif total de 5182 enquêtés au Kenya en 2009, seulement 25 % pratiquent le lavage des mains après les selles. Selon ces auteurs, il y a un lien étroit entre le niveau socio-économique et le lavage des mains. Ce constat est renchéri par Sohounon (2017), qui insiste sur l'importance de disposer de l'eau potable à la maison pour une bonne hygiène des ménages ; aussi, Yalcin et al. (2004) ont fait une étude dans 7 écoles à Konya en Turquie en 2004 prouvant que 42,4 % des enquêtés se lavent les mains avant les repas. Ce taux, supérieur à ceux qui le font dans la commune d'Allada, est imputé à la présence de l'eau et du savon dans certaines écoles. Donc, l'eau et le savon sont essentiels pour une bonne pratique d'hygiène. Ce qui renvoie aux dépenses auxquelles les ménages vont faire face si les conditions socio-économiques le leur permettent.

L'autre indicateur de l'hygiène et de l'assainissement personnel observé également chez les écoliers, est la marche pieds nus. Il s'est avéré que 149 écoliers protègent les pieds avec des chaussures avant la marche. Cela signifie que ces écoliers ont été informés des dangers auxquels ils s'exposeraient s'ils ne protègent pas leurs pieds. Par contre, 451 écoliers ne les protègent pas. Ce nombre important d'écoliers prouve qu'ils ne sont pas suffisamment informés des risques qui découlent de la marche pieds nus. A cet effet, Il y a la transmission transcutanée des vers sous formes de larves se trouvant au sol comme les anguillules et les ankylostomes. Il est nécessaire que les écoliers soient suffisamment informés sur les risques de santé liés à la marche pieds nus.

Il est également important pour comprendre ces comportements, d'observer l'hygiène et l'assainissement de l'habitation de ces écoliers.

3.1.2. Hygiène et assainissement de l'habitation

Une maison requiert des équipements élémentaires comme l'existence de l'eau potable, d'une toilette adéquate et d'une hygiène générale. Ces critères énumérés permettent de classifier les habitations de la commune d'Allada (tableau 1).

Tableau 1 : Résultats d'enquêtes sur l'hygiène des habitations dans la commune d'Allada

Variables	Fréquence absolue	Pourcentage	IC 95%
Existence de latrines à domicile			
Non	378	63,00%	[59,00 - 66,90]
Oui	222	37,00%	[33,10 - 41,00]
Total	600	100,00%	-
Source d'eau du ménage			
Améliorée	417	69,50%	[65,60 - 73,10]
non améliorée	183	30,50%	[26,90 - 34,40]
Total	600	100,00%	-
Hygiène générale de la maison			
Non satisfaisante	335	55,90%	[51,80 - 59,90]
Satisfaisante	264	44,10%	[40,10 - 48,20]
Total	599	100,00%	-

Source : Travaux de terrain, novembre 2016

Le tableau I présente l'hygiène des habitations des écoliers de la commune d'Allada. Les domiciles de 163 % des écoliers sont sans latrine; 30,5 % des écoliers habitent des maisons sans source d'eau potable et 55,9 % ont des domiciles à hygiène peu satisfaisante. Les écoliers de la commune d'Allada résident donc dans des maisons à hygiène et assainissement précaires. Les comportements non conformes aux critères de l'hygiène et l'assainissement ne sont pas spécifiques à la commune d'Allada. Ça se retrouve aussi au niveau national. En effet, le quart de la population urbaine ainsi que plus de 77 % de la population rurale n'a pas accès à une toilette adéquate (DNSP, 2016). Les conditions précaires en hygiène et assainissement dans lesquelles vivent ces écoliers fragilisent leur santé.

3.2 Effets d'hygiène et d'assainissement de base précaires sur la santé des écoliers

L'insuffisance de l'hygiène et de l'assainissement des écoliers de la commune d'Allada prédispose leur santé à des infections. Plusieurs infections ont été identifiées sur ces écoliers (tableau 2).

Tableau 2 : Infections des selles des écoliers de la commune d'Allada

Variables	Fréquence absolue	Pourcentage	IC 95%
Résultat de l'analyse des selles			
Négatif	289	48,20%	[44,10 - 52,20]
Positif	311	51,80%	[47,80 - 55,90]
Total	600	100%	
Déparasitage			
moins de 3 mois	167	27,80%	[24,30 - 31,60]
plus de 3 mois	433	72,20%	[68,40 - 75,70]
Total	600	100%	
Type de parasites identifiés			
Ascaris lumbricoides	86	14,30%	[11,70 - 17,50]
Endolimax nana	7	1,20%	[0,50 - 2,50]
Entamoeba coli	126	21,00%	[17,90 - 24,50]
Entamoeba histolytica	33	5,50%	[3,90 - 7,70]
Giardia intestinalis	59	9,80%	[7,60 - 12,60]
négatif	311	51,80%	[47,80 - 55,90]
Total	600	100%	
Protozoaires digestifs et helminthes			
Amibes	166	27,70%	[24,20 - 31,50]
Flagellés	59	9,80%	[7,60 - 12,60]
Helminthes	86	14,30%	[11,70 - 17,50]
Négatif	289	48,20%	[44,10 - 52,20]
Total	600	100%	

Source : Travaux de terrain, G.A.BEWA, novembre 2016

Le tableau II présente l'existence ou non des parasites dans les selles. Les selles de 51,8 % d'écoliers contiennent des parasites et environ 28 % n'en ont pas car ils ont été déparasités au cours des trois mois précédents les enquêtes. Les parasites identifiés dans les selles sont variés. Le plus dominant est l'Entamoeba coli retrouvé dans les selles de 21 % des écoliers suivi de l'Ascaris lumbricoides retrouvé dans les selles de 14,3 %, et 9,8 % ont le parasite Giardia intestinalis dans leurs selles contre 1,20 % des écoliers qui ont des selles contenant des Endolimaxe nana. Ainsi, 27,70 % des écoliers sont atteints par les amibes ; 14,3 % par les helminthes et 9,8 % par les flagellés.

En classifiant les résultats de l'examen des selles en fonction du caractère pathogène ou non des germes identifiés selon les critères de l'Agence Nationale d'Accréditation et d'Évaluation en Santé en France (Flourie et al., 2003), il a été révélé que sur les 311 sujets parasités, 178 portent des parasites ou germes pathogènes et 133 des germes et parasites non pathogènes et 289 écoliers ne portent aucun germe ou parasite.

Dans la catégorie des parasites pathogènes, il y a le Giardia intestinalis, Entamoeba histolytica et la flore bacillaire abondante ; les non pathogènes sont l'Entamoeba coli, l'Endolimax nana, levures et acides gras. Il convient de souligner le taux relativement élevé d'infestation objectivée par l'examen des selles. Or, l'infestation de l'intestin par divers protozoaires pathogènes (Entamoeba Histolytica, Giardia intestinalis) est cause courante de diarrhées. Les principales protozooses qui résultent de ces infestations sont l'amibiase et la lambliase. Les complications de l'amibiase peuvent être mortelles, tandis que la lambliase peut déterminer une malabsorption chez l'enfant.

Ainsi la prévalence des parasitoses intestinales des 51,80 % déterminée est largement supérieure à ceux des 28 % observée dans la ville de Porto-Novo (Dansou, 2018) ; ce qui serait lié à l'amélioration des conditions sanitaires et l'élévation du niveau de vie de la population la ville de Porto-Novo au Bénin. En revanche, comparée à d'autres études réalisées en Afrique, cette prévalence de 51,80 % est inférieure à celle rapportée dans la région de Kisangani au Congo Démocratique dont le taux est de 62 % (Nimo Ngbabo, 2008). Cette dernière valeur traduit une hygiène précaire favorable au mode d'infestation par ingestion d'aliments souillés.

Le taux relativement élevé révélé dans les écoles de la commune d'Allada s'explique par la faiblesse des conditions d'hygiène et d'assainissement des écoliers. En effet, la forte fréquence des germes et parasites observés est liée au manque de déparasitage régulier (tableau 3).

Tableau 3 : Résultats de l'examen des selles selon la pratique de déparasitage

	Résultat de l'analyse des selles		
	Négatif	Positif	Total
Déparasitage			
Non	177	256	
Oui	112	55	
Total	289	311	

chi carré non corrigé et p=0,001, la différence est significative

Source : Enquêtes, G.A. Bêwa, novembre 2016

Entre l'examen des selles et la pratique de déparasitage, il ressort qu'il existe un lien car sur un total de 167 sujets déparasités les trois derniers mois qui ont précédé les enquêtes, seulement 55 présentent des germes et parasites pathogènes et la proportion des sujets déparasités présentant un résultat négatif est de 112. Sur 433 sujets non déparasités pendant cette période, 256 ont des parasites dans les selles. Alors, le déparasitage contribue à abaisser la charge virale chez les individus.

4. Conclusion

Les mauvaises pratiques d'hygiène et d'assainissement ont des effets néfastes sur la santé de la population et spécialement celle des écoliers de la commune d'Allada au Bénin. En effet, beaucoup d'entre eux ne sont pas habitués au lavage régulier des mains après les selles ni avant le repas, et bon nombre marche pieds nus. De plus, les infrastructures d'hygiène et d'assainissement publiques et domiciliaires restent insuffisantes pour la bonne pratique d'hygiène et d'assainissement. Il en découle des maladies parasitaires qui affectent surtout la santé des écoliers. Il est indispensables que les autorités communales et gouvernementales avec la participation de la population équipent la commune d'Allada des infrastructures d'hygiène et d'assainissement convenables et que l'approche IEC (Information, Education et Communication) soit utilisée intensément pour l'appropriation des techniques d'hygiène et d'assainissement dans la commune d'Allada, en particulier dans les écoles et au Bénin. L'hygiène corporelle généralement négligée par les écoliers et qui n'a été prise en compte ici ferait l'objet d'une recherche scientifique.

Références bibliographiques

Livres

DNSP (2016) : *Guide d'élaboration du Plan d'Hygiène et d'Assainissement Communal*, 103 p.

EAR G-EMERGENCY SARL (2018) : *Stratégies nationales de promotion de l'hygiène et de l'assainissement de base (SNPHAB) en milieu rural au Bénin (2018-2030)*, publié par GIZ, Cotonou, Bénin, 82 p.

MEEM (2017) : *Plan directeur de Développement du sous-secteur de l'Approvisionnement en Eau potable en Milieu rural du Bénin, R3, Principes et priorités du Plan Directeur*, Igip Afrique, Ingénieurs conseils, Cotonou, 73 p.

Articles de revue ou de journal

SCHMIDT W. P., AUNGER R. COOMBES Y., MAINA P. M., BERHANE Y. AND WILLIAMS M. A. (2009): Determinants of hand washing practises in Kenya: the role of media exposure, *Poverty and infrastructure*. Trop med Int health. 14(12), 1534-41.

VIGNINOU T., A.I. TOHOZIN, S.M. AGBANDJEDJE ET D.B. N'BESSA. (2012) : Dynamique urbaine et gestion des ordures ménagères et excréta dans la ville de Malanville, une approche pour l'assainissement écologique des villes et la fertilisation des sols. In Actes 3ème colloque de l'UAC des Sciences, Cultures et Technologies Géographie, vol 1 Lettres et Sciences, pp.723- 744.

VISSIN E., HOUNDENOU ET HOUSSOU C (2012) : Problèmes environnementaux et affections hydro fécales dans l'arrondissement de Calavi-centre au Bénin (Afrique de l'ouest) In Mélange en l'honneur du professeur Alfred Comlan Mondjanagni. DGAT/FLASH/UAC, version revue et améliorée, mars, 2012, pp. 527-547.

YALÇIN S. AND ALTIN S. (2004): Hand washing and adolescents. A study from seven schools in Konya, Turkey. *International journal of adolescent medicine and health*, 16, 371-376.

Thèses et mémoires

BEWA A. G. (2018) : *Etude des pratiques d'hygiène et d'assainissement et leurs effets sur la santé des humaine dans la commune d'Allada au Bénin*. Thèse de Doctorat en Géographie et gestion de l'environnement EDP/ UAC, 230 p.

DANSOU B. S. (2018) : *Enjeux et défis de la gestion et valorisation des déchets dans la ville de Porto-Novo au Bénin*. Thèse de Doctorat en Géographie et gestion de l'environnement EDP/ UAC, 249 p.

NIMO NGBABO S. (2008) : *Prévalence des parasitoses intestinales au C.S Boyoma au cours du premier semestre de l'an 2008*. Mémoire de la faculté de médecine Kisangani RD Congo, 34 p.

SOHOUNOU M. (2017) : *Qualité de l'eau et risques toxicologiques dans la Commune d'Allada au Bénin*. Thèse de Doctorat Unique en Géographie et gestion de l'environnement EDP/ UAC, 211 p.

YADOULETON M. J. (2015) : *Assainissement environnemental à Cotonou et lutte contre le choléra*. Thèse de Doctorat Unique en Géographie et Gestion de l'Environnement EDP/ UAC, 312 p.

Resources électroniques

MCDIPAPHYR (2018) : Vers un Bénin sans défécation à l'air, Cotonou, N° ISSN: 1840-9180, 28 p. WWW. http://dev.mcd.org/mcdi /paphyr/index.htm.

Structures éditoriales du groupe L'Harmattan

L'Harmattan Italie
Via degli Artisti, 15
10124 Torino
harmattan.italia@gmail.com

L'Harmattan Hongrie
Kossuth l. u. 14-16.
1053 Budapest
harmattan@harmattan.hu

L'Harmattan Sénégal
10 VDN en face Mermoz
BP 45034 Dakar-Fann
senharmattan@gmail.com

L'Harmattan Cameroun
TSINGA/FECAFOOT
BP 11486 Yaoundé
inkoukam@gmail.com

L'Harmattan Burkina Faso
Achille Somé – tengnule@hotmail.fr

L'Harmattan Guinée
Almamya, rue KA 028 OKB Agency
BP 3470 Conakry
harmattanguinee@yahoo.fr

L'Harmattan RDC
185, avenue Nyangwe
Commune de Lingwala – Kinshasa
matangilamusadila@yahoo.fr

L'Harmattan Congo
67, boulevard Denis-Sassou-N'Guesso
BP 2874 Brazzaville
harmattan.congo@yahoo.fr

L'Harmattan Mali
ACI 2000 - Immeuble Mgr Jean Marie Cisse
Bureau 10
BP 145 Bamako-Mali
mali@harmattan.fr

L'Harmattan Togo
Djidjole – Lomé
Maison Amela
face EPP BATOME
ddamela@aol.com

L'Harmattan Côte d'Ivoire
Résidence Karl – Cité des Arts
Abidjan-Cocody
03 BP 1588 Abidjan
espace_harmattan.ci@hotmail.fr

Nos librairies en France

Librairie internationale
16, rue des Écoles
75005 Paris
librairie.internationale@harmattan.fr
01 40 46 79 11
www.librairieharmattan.com

Librairie des savoirs
21, rue des Écoles
75005 Paris
librairie.sh@harmattan.fr
01 46 34 13 71
www.librairieharmattansh.com

Librairie Le Lucernaire
53, rue Notre-Dame-des-Champs
75006 Paris
librairie@lucernaire.fr
01 42 22 67 13

www.ingramcontent.com/pod-product-compliance
Lightning Source LLC
LaVergne TN
LVHW010926061026
849535LV00007B/2249